罗氏正骨

手法传承图解

主编 罗素兰　徐　聪　张高翔

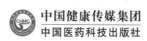

中国健康传媒集团

中国医药科技出版社

内 容 提 要

罗氏正骨传承至今已有八代，为国家级非物质文化遗产传统医药类保护项目。本书由国家级非物质文化遗产传统医药类保护项目"罗氏正骨法"第五批代表性传承人罗素兰主任医师主编。全书共 5 章，主要包括罗氏正骨传承史、罗氏正骨学术思想、罗氏正骨学术特点、脊柱疾病正骨手法、四肢关节疾病正骨手法等内容。本书图文并茂，并配有操作视频，实用性强，可供从事骨伤科、推拿科等专业的医生参考阅读。

图书在版编目（CIP）数据

罗氏正骨手法传承图解 / 罗素兰，徐聪，张高翔主编 . — 北京：中国医药科技出版社，2022.12（2025.2 重印）

ISBN 978-7-5214-3699-0

Ⅰ . ①罗… Ⅱ . ①罗…②徐…③张… Ⅲ . ①正骨手法—图解 Ⅳ . ① R274.2-64

中国版本图书馆 CIP 数据核字（2022）第 241004 号

美术编辑 陈君杞
版式设计 也 在

出版 **中国健康传媒集团** | 中国医药科技出版社
地址 北京市海淀区文慧园北路甲 22 号
邮编 100082
电话 发行：010-62227427 邮购：010-62236938
网址 www.cmstp.com
规格 710 × 1000mm $^1/_{16}$
印张 10 $^1/_2$
字数 191 千字
版次 2022 年 12 月第 1 版
印次 2025 年 2 月第 4 次印刷
印刷 北京盛通印刷股份有限公司
经销 全国各地新华书店
书号 ISBN 978-7-5214-3699-0
定价 **48.00 元**

获取新书信息、投稿、为图书纠错，请扫码联系我们。

编委会

序

中医正骨疗法历史悠久，具有完整的理论体系、独特的诊疗方法与确切的临床疗效，是特色鲜明的中医临床学科，也是中医药学的重要组成部分。早在周代，在医疗分工上已有专人掌管骨科疾病的治疗，秦汉时期形成基本理论和技术，世代传承，《肘后备急方》《仙授理伤续断秘方》《千金要方》《医宗金鉴》中有大量理论与实践记载。

"罗氏正骨法"传承发展有300余年的历史，是中医骨伤领域一颗璀璨的明珠，特色鲜明，优势凸显，2008年入选国家级非物质文化遗产代表性项目名录。"罗氏正骨法"融检查、诊断、治疗为一体，以手法精练、巧妙、敏捷为特点。曾几何时，只要是骨伤之疾，首选"罗氏正骨"的理念，深深地植根于民众心中。300年来，"罗氏正骨法"不断丰富和完善，并传承发展至今。既有已故前辈大师筚路蓝缕在前，又有老中青几代罗氏门徒薪火相传、孜孜矻矻在后，为推动中医骨伤学发展、服务民众健康做出了积极贡献。

罗素兰主任医师是"罗氏正骨法"第七代传人、国家级非物质文化遗产代表性项目"罗氏正骨法"代表性传承人、第七批国家级老中医药专家学术经验继承工作指导老师、北京市优秀名中医、北京市第六批名老中医学术传承工作指导老师、北京中医药"3+3"薪火传承项目罗有明名家研究室项目负责人。她出生于中医正骨世家，自幼以祖母、父母亲为师，得到赫赫有名的"双桥老太太"——罗有明先生亲授真传，在50多年的临床实践中博采众长，形成了自己独特的手法技术，临床疗效得到社会的广泛赞誉。

"师者，所以传道授业解惑也。"罗素兰教授在繁重的临床诊疗工作之余，坚持不遗余力挖掘整理"罗氏正骨法"的学术精髓，毫无保留地以毕生经验编撰《罗氏正骨手法传承图解》一书。本书系统发掘"罗氏正骨法"的传承脉络和学术思想，全面整理"罗氏正骨法"的学术特点和诊断、治疗手法，采用图文并茂的方式阐述"罗氏正骨法"在脊柱关节、四肢关节疾病中的操作方法。本书主题鲜明、逻辑严密、内容翔实、层次清晰、语言精练，是"罗氏正骨法"传承发展的一大力作，对丰富中医骨伤学术体系具有重要意义。

本书出版在即，罗素兰教授邀我作序，鉴于多年来对罗氏正骨学术传承发展的敬仰，我欣然为之。相信本书的出版能为"罗氏正骨法"传承发展带来新气象，为丰富中医骨伤学术增添新色彩，为服务民众健康、建设健康中国作出新贡献。

中国中医科学院原院长、首席研究员

中国非物质文化遗产保护协会副会长兼中医药委员会会长

国家级非物质文化遗产代表性项目"中医生命与疾病认知方法"代表传承人

2022 年 11 月于北京

前　言

　　罗氏正骨法是中医骨伤科领域中的一块瑰宝，同时也是罗氏家族从医人员300余年来从医经验的心血结晶。罗氏正骨经世世代代传承，逐步形成了一门流派，发展成为国家级非物质文化遗产代表性项目。

　　吾自小尊老爱幼，时时受中华传统美德影响，对辞世之故人永具感恩之心与缅怀之意，无先辈无我，无先人，无我今。

　　先辈治疗人体脊柱、四肢关节损伤病证的特点，可归纳为以下几点：

　　1.筋伤范围广泛，可发生于人体任何一个部位，亦可在骨折、脱位时伴有筋出槽、骨错缝之象。

　　2.伤有轻重，手法各有适宜。随症变化，法从手出，使患者不知其苦就已完成疾病的治疗。

　　3.患病后及时治疗，有立竿见影之效，且极少留有后遗症。

　　忆杏林行走50余年，我一直遵循机触于外、巧生于内、手随心转、法从手出的宗旨，收集治疗脊柱、四肢关节筋出槽、骨错缝之点滴经验，撰写成本书。本书共5章，图文并茂，手法介绍清晰、易懂、易学。它的出版是从事骨伤专业人员的福音，丰富了中医正骨治疗筋伤的方法，有助于更新他们固有的治疗理念，对中医正骨爱好者也是极好的指导与参考。

　　此书编写过程中，北京市通州区中西医结合医院的领导者们给予了大力支持与指导，我的徒弟、再传弟子、罗氏传承人鼎力相助，在此，表示衷心感谢，并欢迎各位同道批评指正。

罗素兰

2022 年 10 月

目录

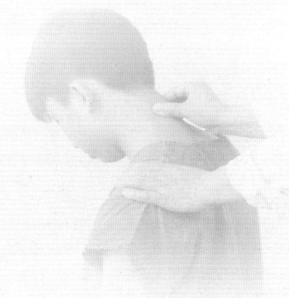

第一章　罗氏正骨传承史

罗氏正骨起源于明朝中期，至今已有 300 余年历史。

罗氏祖籍是江西建昌府南城县泗石溪（今江西抚州市南城县天井源乡罗坊村）。明朝崇祯年间，江西大乱，罗氏家族四散逃难他乡，宗族离散。据现存宣统辛亥三年罗氏家谱所载："三子罗怀善行恺生殁葬娶俱缺。"由此可以推断，后迁至现河南省夏邑县县城东南隅罗楼村并于此安家立业的罗怀善，原本居住于江西省抚州市南城县罗坊村。家谱所缺的罗怀善为豫东罗楼村罗氏正骨第一代掌门人。

罗怀善膝下有一子，名罗如斌，长大后子承父业，继续悬壶于夏邑，是罗氏正骨第二代掌门人。他文武双全，在当地很有名气。

罗如斌之子罗百升 17 岁成家，其妻罗陈氏是位农家之女，读过一年私塾，人很聪明。陈氏父亲也是位乡村郎中，因而她从小就受到了医术的熏陶。进了罗家大门后，陈氏常常帮助奶奶婆周氏给人接骨治伤，很快掌握了一些罗氏正骨技术，很受奶奶婆的赏识。为了让罗家正骨技术能够祖祖辈辈地传承下去，奶奶婆把聪明勤奋的孙媳陈氏收为关门弟子。陈氏不辜负奶奶的期望，勤学苦练，努力钻研，终于学到一手罗氏正骨真传，成为罗氏正骨第三代掌门人。

罗氏正骨第三代掌门人陈氏，膝下有三子。老大罗天佑，老二罗天楼，此二人均未学习正骨医术，且无子嗣。老三罗天绪成为罗氏正骨第四代传承人。

罗天绪生有二女三子，大女儿罗颖出生于清光绪三十年（1904 年）。爷爷罗百升重男轻女，认为罗颖的名字犯忌，"颖"字把男孩给"影"（挡）住了，今后罗家要断香火，强行将"罗颖"名字废除。从此，她再也没了名，以"大妮"代之。大妮天资聪慧，奶奶陈氏十分喜欢她，顶住了罗氏正骨传内不传外、传男不传女的压力，亲自教摸骨、传手法，大妮于及笄之年出道独立接诊。

1919 年陈氏病故后，身为罗门女儿的大妮破例挑起了罗氏正骨第五代掌门人的重担。16 岁时，大妮治愈一名被惊牛牴撞而造成盆骨重度骨折的患者，从而一举成名。1948 年新中国成立前夕，丈夫王治忠（红一方面军连长）将其从河南家中接到了部队，安排在野战医院 252 总后二分院，担任骨科大夫。后随部队一起进驻华北通州北刘庄、引各庄一带。1950 年新中国成立后，王治忠、王罗氏夫妇二人随部队调往北京，进驻北京东郊双桥池家窑，从此在双桥行医。

王罗氏医术高超，名扬京都，被患者誉为"双桥老太太""双桥老太太骨科圣手"等。她曾为邓颖超治疗腰伤，周总理见她治疗骨伤如此神奇，问她叫啥名？她说："我没名，人家都喊我'老王家的'。我娘家姓罗，您就叫我王罗氏吧。"周总理听闻深情地说："怎么还叫王罗氏？新社会了，像你这样的名医是国家的宝贝，得有个名字。你在北京很有名，全国也有名，还是位大好人、大善人，你很有名嘛，就叫'罗有名'吧。"然而罗氏本性谦逊，遂将"名"改为"明"，是为罗有明。"总理赠名"也被传为佳话。

罗氏正骨第六代代表性传人，第三批国家非物质文化遗产代表性传承人是已过世的罗有明之子罗金殿。他是京城正骨名医，曾任北京市朝阳区罗有明中医骨伤科医院副院长。罗金殿行医 50 余年，在教学和传播正骨经验方面做了大量工作，主编了《罗有明正骨法》《腰椎间盘突出症》两部著作，筹建电教中心拍摄了两部罗有明中医正骨法电教片，用汉、英、日三种文字解说罗氏正骨法，以便国际同道观摩学习。经北京市中医药管理局组织专家考评后，罗金殿被指定为罗有明名老中医学术继承人，成为罗氏正骨第六代掌门人。

罗金殿之女罗素兰，从小受家庭的熏陶，系罗氏中医正骨家族第七代传人。罗素兰自幼跟随奶奶罗有明学医，对神奇的手法产生了浓厚的兴趣。十几岁起在祖母、父亲的教诲下，开始学习罗氏正骨法，在他们的言传身教和悉心栽培下逐渐掌握了罗氏正骨法手法的精髓。罗素兰 1989 年毕业于北京光明中医函授学院，1993 年晋升为主治医师，同年经北京市中医药管理局组织专家考评为罗有明老中医的学术继承人。2006 年晋升为主任医师。2008 年，"罗氏正骨法"入选国家级非物质文化遗产代表性项目名录。2018 年 5 月，国家文化和旅游部批准罗素兰成为该项目代表性传承人，成为罗氏正骨第七代掌门人。

罗素兰担任第七批国家级老中医药专家学术经验继承工作指导老师、北京市第六批名老中医学术传承工作指导老师、北京中医药"3+3"薪火传承项目罗有明名家研究室项目负责人。她结合自己 50 多年临床实践，将罗氏正骨法不断总结提高，撰写了"中医正骨手法治疗股骨干骨折""中医正骨手法治疗腰椎间盘突出症的研究""肱骨踝上骨折的临床总结""中医正骨手法治疗颈椎病的临床总结"等多篇文章，并在国内、国际学术会议上进行交流，多次被收录在《中国骨伤人才》《中国著名特色专科医师》《中国跨世纪专科名医大典》《共和国辉煌五十年》等著作内。罗素兰在罗氏正骨手法的基础上不断进行创新，将原先 37 种手法总结提炼为治疗筋出槽、骨错缝的"罗氏正筋八法"（复贴、拖拉、扳拨、分筋、指顶、转摇、挫按和拿捏手法）。

时至今日，罗氏正骨的技艺已经传到了第八代——罗素兰独子栗政依的手中，在祖孙三代的熏陶下，这个年轻人自幼便对罗氏正骨有了深厚的感情和最直观的学习。完成学业后，他便跟随母亲和长辈们开始了理论和临床紧密结合的系统学习，为传承罗氏正骨打下了坚实的基础。正式行医后，他熟练地运用罗氏正骨手法为患者解除病苦，受到了好评和赞誉，是目前罗氏正骨这一脉的中坚力量和后继之人。

第二章

罗氏正骨学术思想

一、天地一体，五脏一体，天人相应

罗氏正骨在诊疗疾病时，强调要遵循天人相应和整体观念的法则。天地一体，人是自然万物中的一部分。人体是一个开放系统，人体的内环境与外环境保持着动态平衡。外感六淫的风、寒、暑、湿、燥、火是自然界六种不同的气候变化。如果人体内的变化不能适应气候变化，或六种气候太过伤及人体，都可导致疾病。外感六淫诸邪或邪毒感染均可侵及脊柱，使脊柱的骨、关节、韧带、椎间盘、筋膜、周围肌肉的内在平衡失调；也可在劳伤的基础上，因外邪侵袭而致病。正如《诸病源候论·卒腰痛候》指出："夫劳伤之人，肾气虚损，而肾主腰脚，其经贯肾络脊，风邪乘虚，卒入肾经，故卒然而患腰痛。"

罗氏正骨认为人的形态与功能是统一的，局部与整体也是统一的，也就是必须用整体的观点认识人体。伤科的病证多是因为肢体受外力作用所致，必然引起体内经络、气血的运行紊乱，从而致使脏腑功能失调。在《正体类要·序》中阐发了这一基本观点："肢体损于外，则气血伤于内，营卫有所不贯，脏腑由之不和。"内伤轻者经络损，内伤重者脏腑伤，均不离气血，所以气血是内伤的总纲。但是外伤有伤气、伤血之分，伤气分为气滞、气虚，如"营卫气滞"可导致"肌肉间作痛"，气虚则"四肢困倦，精神短少"，抑或"新肉不生"；伤血则分为血瘀、血虚，如瘀血在内，可导致"肚腹作痛"或"大便不通"，瘀血在外，则见"肿暗"，血虚每因出血过多，伤阳络则为吐血、衄血、便血、尿血，伤阴络则为血积、血块、肌肉青暗。

脏腑是化生气血，通调经络，濡养皮肉筋骨，完成人体生命活动的主要器官。人体的脏腑均通过经络与脊柱发生联系。经络是运行气血，联络脏腑脊柱，沟通上下内外，调节脊柱各部分平衡的通路，故脊柱与脏腑在疾病的发生和传变上亦可互相影响。不同的脏腑归属于脊柱不同的节段，脊柱发生病变，必然会通过有关的经络反映于内脏；而内脏本身的病变，同样也可影响其所属的部位。如足太阳膀胱经从头顶部向后夹脊下行，其上各个脏腑的腧穴均可反映内脏的病变。与腧穴相应节段的脊柱失稳，会影响相应的脏腑；内在脏腑的病变，也会从脊柱和腧穴的异常表现出来。《素问·痿论》说："肝主身之筋膜。"《素问·五脏生成论》说："肝之合筋也，其荣爪也。"肝主藏血以养筋，肝血不足，筋脉失养。《杂病源流犀烛》指出："筋者也，所以束节络骨，裰肉绷皮，为一身之关纽，利全体之运动者也，其主则属于肝。故曰，筋者肝之合。按人身之筋，到处皆有，纵横无算，而又有之诸筋之主者曰宗筋""所以屈伸行动，皆筋为之"。肝血虚则筋不能正常约束骨骼，固定关节，而产生筋迟、筋纵、筋卷、筋挛、筋翻、筋转、筋离、筋合。

罗氏正骨在诊疗疾病时，强调治病养生应顺乎自然法则，防患于未然。人体本身是一个有机的整体，人体的皮肉筋骨、五脏六腑、气血营卫、经络血脉、五官九窍等都是密切相关而非孤立存在的，在诊治骨伤疾病时，必须时刻用整体观念去指导治疗，以获取最佳疗效。

二、气血不和，百病乃变化而生

《内经》论疾病发生之理，是基于阴阳而归结到气血。气属阳而血属阴，故气血是阴阳的物质基础，气血不和，即是阴阳不平而有偏胜，所以因损伤而致的疾病，亦关乎气血阴阳之变。罗氏正骨强调伤科疾病不论在脏腑、经络，或在皮肉、筋骨，都离不开气血的作用，从而提出"气血不和，百病乃变化而生"的学术思想。

中医的气血理论源于《内经》。《素问·调经论》曰："人之所有者，血与气耳。"指出气和血是构成人体和维持人体生命活动的两种基本物质。其中气属于阳，主动，主温煦；血属于阴，主静，主濡润，即《难经·二十二难》所说的"气主煦之，血主濡之"，这是二者在属性和生理功能上的区别。气和血均源于脾胃化生的水谷精微和肾中精气，二者在生成、输布（运行）等方面关系密切。

气血的功能，外可充养皮肉筋骨，内可灌溉五脏六腑，温煦肢体，濡养全身，周流运行不息，维持人体正常生命活动。"气为血之帅，血为气之母"，气血相辅相成，互相依附，循环全身，周流不息。若气结则血凝，气虚则血脱，气迫则血走；反之，血凝则气滞，血虚则气虚，血脱则气亡。《难经本义》说："气中有血，血中有气。气与血不可须臾相离，乃阴阳互根，自然之理也。"《医学真传》也说："人之一身，皆气血之所循行，气非血不和，血非气不运。"气与血之间的关系密切，可以概括为"气为血之帅""血为气之母"，表现在气能生血、气能行血、气能摄血，血能生气、血能载气。二者一阴一阳，一静一动，相互依存，相互制约，相互为用，保持着相对的平衡和协调。明·李中梓《医宗必读》曰："气血者，人之所赖以生者也。"清朝吴澄《不居集》说："气即无形之血，血即有形之气……一身气血，不能相离，气中有血，血中有气，

7

气血相依，循环不已。"当气或血发生病变时，常可由气及血，或由血及气，导致气血失和的病理状态。

罗氏正骨崇倡先贤之说，指出当人体某处骨折或软组织损伤后，必有瘀血，局部气血受阻，必会导致全身气血不畅。因此，在手法治疗上强调疏通气血，在治疗时，不管是内治还是外治用药，都需活血化瘀先行。血不活则瘀不去，瘀不去则骨不能接，骨痂便不能形成。活血化瘀是骨伤疾病的基本治法，但从整体考虑，治疗骨伤疾病，又不能只局限此，还要依据具体情况，辅以补肾壮骨、补肝强筋之法。

三、骨当正，筋当顺

骨，属于奇恒之府，包括骨骼与关节。《灵枢·经脉》曰"骨为干"。《素问·痿论》曰"肾主身之骨髓"。骨不仅可支持形体，保卫内脏，是人体之支架，为筋起止之所，还内藏精髓，与肾气有密切关系。骨是立身之主干。《内经》里说："骨者髓之，不能久立，行则振掉，骨将惫矣。"所以骨的主要功用是支持人体，保护内脏免受外力损伤。

筋，是筋膜、肌腱、韧带、肌肉、关节囊、关节软骨等的总称。所谓"十二经筋"，配合十二经脉，起于四肢爪甲之间，终于头面，内行胸腹，而不入脏腑。《灵枢·经脉》曰"筋为刚"，即言其之功能坚劲刚强，能约束骨骼。《素问·五脏生死论》曰"诸筋者，皆属于节"，即言其都附着于骨上，大筋联络关节、小筋附其骨外；其功能是连属关节，络缀形体，主司关节运动。中医所讲的筋，范围比较广。"筋，束骨而利机关，主全身之运动。""机关"可以理解为关节。也就是说与关节活动有关的就是筋，包括现在讲的关节囊、韧带、肌腱，等等。所以，筋的主要功能是连属关节。人体的俯、仰、屈、伸等一切动作均需筋来支持运动。

伤科疾病的病因是指引起人体筋骨损伤发病的原因，或称为筋骨病的致病因素。中医将各类病因归为内因、外因、不内外因。内因即七情内因，包括年龄、性别、体质、解剖结构、先天因素、病理因素、职业工种、七情内伤。外因即六淫外因，即风、寒、暑、湿、燥、火等自然界六种不同的病邪。不内外因包括房事劳损、外力损伤和邪毒感染。

明代薛己在《正体类要·序》中指出："肢体损于外，则气血伤于内，荣卫有所不贯，脏腑由之不和。"筋骨损伤可引起气血瘀滞，经络阻塞，津液亏损，或瘀血邪毒由表入里，而致脏腑不和；亦可由于脏腑不和由里达表引起经络、气血、津液病变，导致筋骨损伤。这些体现了中医骨伤科对筋骨损伤疾病的整体观。

罗氏正骨认为骨居筋内，筋位骨外。筋为机体活动的动力、联络之纽带；骨为全身之支架。筋络骨，骨连筋。筋病影响肢体活动，骨病则引起负重及支架功能障碍。伤筋可影响到骨，伤骨必伴有不同程度的伤筋。整复骨折、脱位的同时，一定要全面细致，做到"筋骨并重"，一定要注意理正肌筋，使肌肉、肌腱、神经、血管等都一一归位，以利于骨折愈合后快速恢复正常的生理功能，也就是"骨当正，筋当顺"，否则就会遗留后患，出现慢性疼痛和功能障碍。此外，对于关节错缝，也要遵循"骨当正，筋当顺"的原则，疏通气血，消肿止痛，使肌筋平复归位，这样才能收到满意的疗效。据此理论逐步形成了罗氏正骨特色触诊法。

四、骨不老则人自健，骨不健则人自衰

骨是人体的重要组成部分，对人一生的健康起到重要的作用，骨骼的盛衰反映了人体的健康状况。肾者，其充在骨。肾藏精，精生髓，髓养骨。《素问·宣明五气》曰："五脏所主……肾主骨。""主"，有主持的意思。"肾主骨"包含肾充养骨骼，以及肾与骨在生理功能方面的连属关系。《素问·六节藏象论》说："肾者……其充在骨。"骨骼有支持人体的作用，为人身之支架。骨若要正常发挥其作用，依赖于骨髓的营养。骨髓由肾精所化生，《素问·阴阳应象大论》指出"肾生骨髓"，髓藏于骨腔之中，充养骨骼，所谓"肾充则髓实"，而髓的生成为"肾主骨"提供了物质基础。

随着年龄增长，人体出现骨骼疼痛、骨质疏松等骨病，在中医证候中属于"骨痹""骨痿"的范畴。《素问·痿论》云："肾气热，则腰脊不举，骨枯而髓减，发为骨痿。"《易经·下》曰："骨痿者，生于大热也。"阐明了骨痿发生的病机是大热伤肾阴，骨不得濡养而发生骨痿。《中藏经》有云："骨痹者，乃嗜欲不节，伤于肾也……邪气妄人，下流腰膝，则为不遂。"《金匮要略》在描述骨痿的发病机制时指出："味酸则伤筋，筋伤则缓……咸则伤骨，骨伤则痿，名曰枯。"两者都认识到骨痿、骨痹的根本原因在于肾虚，外邪乘虚而入导致痿痹。刘河间《河间六书·诸痹》曰："身寒大衣不能热，肾脂枯涸不行，髓少筋弱冻傈，故挛急，附子汤主之。"李东垣《东垣十书·骨痿》曰："肾气热，

生骨痿，故足不任身。"由此可见，骨痹、骨痿的发生与肾的功能变化有紧密的联系。

罗氏正骨认为，肾精的充盈与否影响骨的生长、发育、健壮及损伤的再生与修复。肾气充足则骨不易老，骨不老则人自健，骨不健则人自衰。凡外伤疾病，从现象上看来是受外来暴力所造成，而实际上，不健康的身体虽受轻微之外力，亦能引起伤筋伤骨。年老体弱者，肾精气血衰退时，骨也随之衰退，稍受外伤，即易发生骨折，而且骨折后愈合较差。青年人肝血肾精旺盛，筋骨亦坚强有力，即便筋骨受伤，也易于恢复和再生。

为了保持骨骼的健康，就必须从营养的摄取和后天的生活习惯上下工夫，这是维持骨骼健康不可缺少的两个条件。营养的摄取强调的是均衡饮食，不要偏食，要维持所需的蛋白质、各种维生素及微量元素的补充。后天的生活习惯除了要节制房事，注意季节气候变化，避免吸烟、酗酒等不良习惯外，主要是指身心的修养与锻炼。身心的修养与锻炼可以使人去除浮躁杂念，使人心态平和，促进人体新陈代谢，使气血畅通，进而促进骨骼的健康。

第三章

罗氏正骨学术特点

第一节　概述

一、正骨法则五要素

"断而续则固，固而须则适，绀而须则祛，僵而须则软，节不利而活之。"

注解：

断而续则固——当人体骨骼骨折后，用正骨法闭合性对接。对接好后，需要包扎外固定，并配合使用强筋骨的药。

固而须则适——包扎固定的松紧度要适宜，以利血运正常及骨痂的预期生成。

绀而须则祛——骨折后，软组织及细小血管的破坏，易产生瘀血滞留，出现肿、胀、痛等表现。绀——伤部及周围组织瘀血，视之黑里透红。因此，需要用活血的药物以活血散瘀，如红花、当归、血竭、桂枝、桃仁之类的药物，适当配合活血手法治疗。药物及配合手法共同治疗，即能达到预期疗效。

僵而须则软——久病，骨与关节、肌肉、肌腱、韧带有僵硬者，除用松解手法治疗外，还需加用软坚之类药物，如海藻、地龙、昆布、白蔹、豆根等。患者自主运动和被动运动、药物共用疗效更佳。

节不利而活之——骨关节、邻近关节的损伤，在恢复期，若关节活动受限、韧带无力，除用手法辅助关节恢复功能外，宜加远志、杜仲、续断、白及、五加皮、鱼鳔胶粉等强力药物，疗效更佳。

二、正骨治疗方法

（一）手法整复

肢体以关节为枢纽，以骨骼为杠杆，通过肌肉的协调舒张收缩而进行活动。骨折移位后肢体因失去了骨骼支架作用而不能正常活动。因此，治疗骨折，首先要进行整复，把移位的骨折段重新复位。正如《医宗金鉴·正骨心法要旨》所言："夫手法者，谓以两手安置所伤之筋骨，使仍复于旧也。"力求达到"断者复续，陷者复起，碎者复完，突者复平"。骨折整复得越好，骨折越稳定，骨折愈合越快。故《医宗金鉴》云："手法者，诚正骨之首务哉。"

唐·蔺道人《仙授理伤续断秘方》总结过正骨五法；清·吴谦《医宗金鉴·正骨心法要旨》有摸、接、端、提、按、摩、推、拿正骨八法。罗氏门人通过实践，总结出罗氏正骨三十七法，并形成口诀：

摸接端提拉，扳拨按摩压。

顶挤蹬揉捏，松懈点穴"法"。

棒拢复贴"用"，旋转"与"推拿。

摇摆挂牵引，分离叩击打。

以上去掉带引号的字，共 37 个基本手法，是罗氏正骨法的核心。在诊疗中，需要根据不同病情，灵活掌握和运用这些手法，在一法多用、多法共用的巧妙配伍下，方能获得更好的疗效。

（二）包扎固定

为了维持骨折整复后的位置，就必须进行固定。固定势必会限制肢体活动，而活动又是保持肢体功能、促进血液循环、增强物质代谢、加速骨折愈合的重要因素。但是，肢体活动也会影响固定。为解决这一矛盾，应合理地将固定与活动有机地结合在一起，按照每一种骨折的特点，形成一种适应肢体功能的固定方法。对于骨折固定，罗氏借鉴《医宗金鉴·正骨心法要旨》"制器以正之，用辅手法之所不逮"，常用夹板这种外固定方法。

1. 夹板固定的作用机制

（1）扎带、夹板、压垫的外部作用力。

（2）肌肉收缩的内在动力。

（3）伤肢置于与移位倾向相反的位置。

2. 夹板固定的适应证和禁忌证

（1）适应证

①四肢闭合性骨折（包括关节内及近关节内经手法整复成功者）。股骨干骨折因肌肉发达收缩力大，须配合持续牵引。②四肢开放性骨折，创面小或经处理伤口闭合者。③陈旧性四肢骨折运用手法整复者。

（2）禁忌证

①较严重的开放骨折。②难以整复的关节内骨折。③难以固定的骨折，如髌骨、股骨颈、骨盆骨折等。④肿胀严重伴有水疱者。⑤伤肢远端脉搏微弱，

末梢血循环较差，或伴有动脉、静脉损伤者。

3. 夹板的材料与制作要求

夹板的材料应具备以下性能：

（1）可塑性　能根据肢体各部的形态塑形，以适应肢体生理弧度的要求。

（2）韧性　具有足够的支持力且不变形，不折断。

（3）弹性　能适应肌肉收缩和舒张时所产生的肢体内部的压力变化，发挥其持续固定复位作用。

（4）夹板必须具有一定程度的吸附性和通透性，以利于肢体表面散热，不至于发生皮炎或毛囊炎。

（5）质地宜轻，过重则增加肢体的重量，增加骨折端的剪切力并影响肢体练功活动。

（6）能被 X 线穿透，有利于及时检查。

4. 固定垫

（1）固定垫种类

常用的固定垫有以下几种：

①平垫：适用于肢体平坦部位，多用于骨干骨折。其呈方形或长方形，宽度可稍宽于该侧夹板，以扩大与肢体的接触面积；长度根据部位而定，一般 4~8cm；厚度根据局部软组织厚薄而定，约为 1.5~4cm。

②塔形垫：适用于肢体关节凹陷处，如肘、踝关节等。外观为中间厚、两边薄、状如塔形的固定垫。

③梯形垫：一边厚，一边薄，形似阶梯状。多用于肢体有斜坡处，如肘后、踝关节等。

④高低垫：为一边厚一边薄的固定垫。用于锁骨骨折或复位后固定不稳的尺桡骨骨折。

⑤抱骨型：呈半月状，适用于髌骨及尺骨鹰嘴骨折。最好用绒毡剪成。

⑥葫芦垫：厚薄一致，两头大、中间小，形如葫芦状。适用于桡骨头骨折或脱位。

⑦横垫：为长条形厚薄一致的固定垫，长 6~7cm，宽 1.5~2cm，厚约 0.3cm。适用于桡骨下端骨折。

⑧合骨垫：呈中间薄、两边厚的固定垫，适用于桡尺远侧关节分离。

⑨分骨垫：用一根铅丝为中心，外用棉花或纱布卷成（不宜过紧）。其直径 6~8cm。适用于尺桡骨骨折、掌骨骨折、跖骨骨折等。

⑩大头垫：用棉花或棉毡包扎于夹板的一头，呈蘑菇状。适用于肱骨外科颈骨折。

（2）固定垫使用方法

使用固定垫时，应根据骨折的类型、移位情况，在适当的位置放置固定垫，常用的固定垫放置法有一垫固定法、两垫固定法及三垫固定法。

①一垫固定法：主要压迫骨折部位，多用于肱骨内上髁骨折、外髁骨折，桡骨头骨折及脱位等。

②二垫固定法：用于有侧方移位的骨折。骨折复位后，将两垫分别置于两骨端原有移位的一侧，以骨折线为界，两垫不能超过骨折端，以防止骨折再发生侧方移位。

③三垫固定法：用于有成角畸形的骨折。骨折复位后，一垫置于骨折成角突出部位，另两垫分别置于靠近骨干两端的对侧。三垫形成杠杆力，防止骨折再发生成角移位。

5. 扎带

先扎中间的两道，再扎远端、近端，捆绑时两手将布带对齐平均用力，捆绑两圈，在夹板上打双结。注意检查布带的松紧度。

6. 夹板固定的操作步骤

各部位及不同类型骨折，其固定方法亦不一样。操作步骤：①选用大小合适的夹板和压垫。②局部涂敷消肿药或用消肿药浸出液湿透纱块，涂敷范围可大一些，表面应平整。③将绷带松松地缠绕4~5圈后，再在适当的部位放置压垫，并以胶布固定。④安放夹板，用4道扎带捆缚，先捆缚中间两道，再捆缚远侧和近侧的，捆缚时两手平均用力缠绕两周后打结。扎带的松紧以能在夹板面上下移动1厘米为准。⑤经X线检查，认为复位满意，固定物位置适宜后，应将夹板外固定的注意事项向患者及家属交代清楚。

7. 夹板固定后注意事项

（1）抬高患肢，以利于肿胀消退。

（2）密切观察伤肢的血运情况，特别是固定后3~4天内，尤其是注意观察肢端皮肤颜色、温度、感觉及肿胀程度。如发现肢端肿胀、疼痛、温度下降、颜色紫暗、麻木、伸屈活动障碍并伴剧痛者，应及时处理。切勿误认是骨折引起的疼痛，否则有发生缺血坏死的危险。

（3）注意询问骨骼突出处有无灼痛感，如患者持续疼痛，则应解除夹板进行检查，以防止压迫性溃疡发生。

（4）注意经常调节扎带的松紧度，一般在整复后的 4 日内，因复位继发性损伤，局部损伤性炎症反应，夹板固定后静脉回流受阻，组织间隙内压有上升的趋势，可适当放松扎带。以后组织间隙内压下降，血循环改善，待扎带松弛时应及时调整扎带的松紧度，保持夹板面上下 1cm 的正常移动度。

（5）定期进行 X 线检查，了解骨折是否再发生移位，特别是在 2 周以内要经常检查，如有移位及时处理。

（6）指导患者进行合理的功能锻炼，并将固定后的注意事项及练功方法向患者及家属交代清楚，取得患者的合作，方能取得良好的治疗效果。

8. 解除夹板固定的日期

夹板固定时间的长短，应根据骨折临床愈合的具体情况而定。达到骨折临床愈合标准，即可解除夹板固定。

（三）正骨用药

药物治疗与手法、固定、功能锻炼是治疗骨关节损伤和疾病的基本措施。外部损伤也会造成机体内部的变化，"肢体损于外，则气血伤于内，营卫有所不贯，脏腑由之不和"，明确指出局部损伤与整体之间的密切关系。

骨伤药物治法分内治和外治两大类。一般"损于外"偏重于手法，辅以药物的治疗，可减轻疼痛、加速愈合，而且有助于避免药物带来的不良反应。"伤于内"则以药物治疗为主，尤其是内服药物。根据病情需要，配合药物治疗，常能收到事半功倍之效。

《黄帝内经》具体而详细地阐述了骨伤疾病的治疗原则。《素问·至真要大论》云："寒者热之，热者寒之；温者清之，清者温之……衰者补之，强者泻之""从内之外者，调其内；从外之内者，治其外；从内之外而盛于外者，先调其内，而后治其外；从外之内而盛于内者，先治其外，而后调其内"。指出了内治和外治的关系，伤患在外，而脏腑不和，气血乱于内，视病情而决定内、外治疗的先后或并用。"血不活则瘀不能去，瘀不去则骨不能接"，指出活血与理气配合、调阴与调阳兼顾是骨伤内治法的重要原则。

1. 内治法

根据骨折损伤的发展过程，分为初、中、后三期，按各期特点不同，辨证用药。初期即伤后 1~2 周，由于气滞血瘀，需消瘀退肿。中期是在伤后 3~6 周，虽损伤症状改善，肿胀瘀血渐趋消退，疼痛逐步减轻，但瘀阻未尽，故仍应以活血化瘀、和营生新、濡养筋骨为主。后期为受伤 7 周以后，瘀肿已消，但筋骨尚未坚实，功能尚未恢复，应以强筋壮骨、补养气血为主。

罗氏正骨内治法治疗时应注意：①先治软组织红肿，而后治骨折。②后期应兼治外邪（风、热、湿、燥、寒）。③骨折邻近关节部位，慎用接骨药。在使用破积散瘀类药物时，应注意患者的年龄、性别、体质等因素，以免过量。④为促使骨痂早日形成，可根据伤情酌量增加富含钙质或胶质类药物。如螃蟹骨、龙骨、白及、土鳖虫、鱼鳔胶等。但应在局部肿消瘀散后，才可使用。⑤对症用药：韧带损伤者，先散瘀消肿，如有僵硬现象者，可用海藻、地龙、昆布、南星、白蔹、豆根等软坚类药物；关节积液者，加木通、云苓、蓖麻叶等利水类药物；韧带无力者，加远志、甘草、杜仲、续断、白及、五加皮、鱼鳔胶粉、紫河车等强力类药物；软组织损伤者，用续断、木香、土鳖虫、川芎、黄芪等药物，且不宜用含有钙质的药物；陈旧性损伤者，往往易为风湿所侵，宜加羌活、独活、海风藤、老鹳草等药物。

（1）接骨丹

组方：当归 60g，川芎 30g，炒熟地黄 120g，白芍 30g，乳香（去油）30g，没药（去油）30g，自然铜（煅）30g，粉龙骨 30g，土鳖虫 60g，麝香 6g，骨碎补 90g，三七 10g，桂枝 30g，黄芪 90g，党参 60g，菟丝子 60g，五加皮 45g，刘寄奴 60g，无名异 30g，木瓜 30g，补骨脂 60g，杜仲 15g。

制法：将上药共为细面，蜜水为丸，每丸重 6g。

功效：活血养血，疏肝补肾，固气强筋骨。

主治：新鲜骨折，并能促使陈旧性骨折愈合。

用法：成人每日早晚各服 1 丸，小儿酌减，白开水送服。

方义：此方内当归、川芎、熟地黄、白芍活血补血。杜仲、骨碎补、补骨脂强筋补骨镇痛。乳香、没药消瘀止痛。黄芪、党参、菟丝子固气。龙骨、土鳖虫、自然铜消瘀补骨。木瓜、三七、刘寄奴、无名异活血软坚、伸筋消肿。麝香通窍解毒。五加皮祛风利湿。故合为强筋补骨之剂。

（2）胸腔跌打散

组方：当归 15g，柴胡 15g，木香 6g，红花 9g，延胡索 20g，枳壳 15g，乳香 3g，没药 3g。

制法：将上药共研细面，瓷瓶收贮备用。

功效：宽胸理气，解郁止痛。

主治：胸腔跌打损伤。

用法：每日服 3 次，成人每次服 1g，小儿酌减。

方义：当归、红花、延胡索活血理气止痛。枳壳、木香宽胸利气。柴胡止胸胁疼痛。故合为解郁镇痛之剂。

（3）跌打止痛散

组方：赤芍 12g，红花 9g，当归身 12g，木瓜 12g，血竭 3g，乳香 9g，没药 9g，三七 6g，麝香 1g，川续断 15g。

制法：将上药共研细面，瓷瓶收贮备用。

用法：成人每服 1.5~3g，每日 1~2 次。

功效：行气解郁，通经活络，散瘀止痛。

主治：跌打损伤。

方义：方内当归身、赤芍、红花活血行气。血竭、木瓜、三七活血止痛。麝香通窍解毒。乳香、没药消瘀定痛。川续断善活血祛瘀，有续筋接骨、疗伤止痛之功。故合为散瘀活血定痛之剂。

2. 外治法

药物外治是直接将药物用于体表或损伤部位以达到治疗目的的一种方法。外用药与内服药都需在整体观念和辨证施治的理论指导下进行。清代吴师机在《理瀹骈文》中提出："外治之理，即内治之理，外治之药，亦即内治之药，所异者法耳。"

罗氏依前人之经验，同时继承祖传，察其病机，明其病理，撮其要旨，结合骨伤外治之特点，取其医理之精华，善用贴敷、涂擦、熏洗等外治之法。罗氏认为外伤肿痛有时易化热传变，所以常辅以既能散结祛瘀又能清热凉血的药物，使血行而不至于助热为害。伤损时，筋脉首当其冲，故还应辅以舒筋活络之品以助药力。伤损来势较猛，疼痛尤为显著，当用消肿定痛之良药以提高效力，从而使伤损疼痛较快消除。

（1）药膏（又称敷药）

①药膏的配制：先将药物制成细粉末贮存，应用时加蜂蜜、饴糖、油、鲜草药汁、酒、醋或凡士林等介质，调匀如糊状，按骨折损伤部位的大小，将药膏摊于相应的油纸或纱布上。

②药膏临床应用注意事项

a）药膏在临床应用时，摊在棉垫或纱布上，大小根据贴敷范围而定，摊妥后还可以在敷药上加叠一张极薄的棉纸，然后敷于患处。棉纸极薄，药力可渗透，不影响药物疗效的发挥，又可减少对皮肤的刺激，也便于换药。摊涂时敷料四周留边，以防药膏烊化玷污衣服。

b）药膏的换药时间，根据伤情的变化、肿胀的消退程度及天气的冷热来决定，一般2~4天换1次，古人的经验是"春三、夏二、秋三、冬四"。凡用水、酒或鲜药汁调敷药时，需随调随用、勤换，一般每天换药1次。生肌拔毒类药物也应根据创面情况而勤换药，以免脓水浸淫皮肤。

c）药膏一般随调随用，凡用饴糖调敷的药膏，室温高容易发酵，梅雨季节易发霉，故一般不主张一次调制太多，或将饴糖煮过后再调制。寒冬气温低时可酌加开水稀释，以便于调制拌匀。

d）少数患者对敷药及膏药过敏而产生接触性皮炎，若皮肤奇痒和（或）有丘疹、水疱时，应注意及时停药，可外用青黛膏或六一散，严重者可同时配合抗过敏治疗，如蒲公英、黄芩、金银花、连翘、车前子、生苡仁、茯苓皮、甘草水煎服。

③常用药膏

a）外敷接骨丹

组方：苏木15g，木瓜15g，牛膝15g，三七6g，桃仁15g，乳香（去油）10g，没药（去油）10g，无名异（土炒）15g，龙骨15g，天门冬12g，地龙30g，梅片6g，番木鳖（去油）15g，土鳖虫30g，麝香3g，川续断30g，儿茶30g，自然铜（煅）30g。

制法和用法：上药共为细末，用蜜水或蛋清调匀敷患处。每3日换一次药。

功效：接骨续筋，活血散瘀，消肿止痛。

方义：方中苏木、木瓜、三七、牛膝活血止痛。乳香、没药、梅片消肿止痛。桃仁、无名异、番木鳖、儿茶、土鳖虫消散肿痛。麝香通窍解毒。龙骨止血收敛。地龙清热解毒。天冬强筋益气。自然铜、川续断强筋接骨。故合为接骨消肿、止痛散瘀之剂。

b）外敷接骨散

组方：当归20g，红花15g，土鳖虫15g，黄连15g，麝香1g，牡蛎15g，川续断15g，桃仁15g。

制法和用法：将上药共研细末，放入瓷瓶内备用。用时蜜水调匀敷患处。两日换1次药。

功效：行气解郁，活血消肿止痛。

主治：闭合性筋伤，瘀血肿胀疼痛。

方义：方内当归、红花活血。土鳖虫、桃仁消散肿痛。牡蛎软坚。川续断强筋骨。黄连、麝香消炎止痛。故合为散瘀止痛之剂。

（2）熏洗药

《仙授理伤续断秘方》中就有记述热敷熏洗的方法，古称"淋拓""淋渫""淋洗"或"淋浴"，是将药物置于锅或盆中加水煮沸后熏洗患处的一种方法。先用热气熏蒸患处，待水温稍减后用药水浸洗患处。

①挫伤活血汤1号

组方：当归20g，防风15g，红花10g，牛膝15g，川椒10g，乳香10g，没药10g，木瓜15g，桃仁15g，川续断15g，骨碎补15g。

制法和用法：将上药放入净瓷盆内，加水大半盆，煮沸10分钟后，先熏后洗患部。每日熏洗2次，每剂用2日。

功效：活血散瘀，舒筋活络，消肿止痛。

方义：此方内当归、红花、木瓜、川椒活血散瘀、消肿止痛舒筋。防风除风，乳香、没药消瘀止痛。川续断接骨续筋。骨碎补利关节筋骨，止酸痛。牛膝、桃仁破瘀通经、强筋壮骨。故合为散瘀止痛之剂。

②挫伤活血汤2号

组方：当归20g，防风15g，钩藤30g，牛膝15g，乳香10g，没药10g，三棱10g，莪术10g，牛蒡子30g，地骨皮12g，郁金（姜黄）15g，海藻15g，昆布15g。

制法和用法：将上药放入净瓷盆内，加水大半盆，煮沸熏洗患处。每日熏洗2次，每剂用2日。

功效：活血伸筋，软坚，改善关节功能。

主治：骨折或筋伤后期关节僵直。

方义：方内钩藤、牛蒡子、地骨皮、防风、当归活血养血，改善关节功能。乳香、没药消瘀镇痛。海藻、昆布、郁金软坚，治筋骨痉挛。三棱、莪术破瘀通经。此方用于骨折或筋伤后期遗留关节僵直者，配合手法治疗效佳。

③挫伤活血汤3号

组方：当归20g，红花10g，苏木15g，木瓜15g，牛膝15g，乳香10g，没药10g，三七10g，血竭10g，桃仁20g，生半夏10g，川续断15g，枸杞子15g，桂枝10g，防风15g。

制法：将上药放入净瓷盆内，加水大半盆，煮沸熏洗患部。

功效：行气解郁，舒筋消肿，破恶血。

主治：骨折中期、后期或筋伤瘀血不散，局部发绀、肿胀疼痛。

用法：每日2次，每剂煮4次，将煮好药水的药盆放患部下边，先熏后洗，待稍凉为1次。

方义：当归、红花、苏木、三七、木瓜、血竭活血消肿止痛。乳香、没药、生半夏消瘀止痛。桂枝、牛膝、桃仁破恶血止疼痛。川续断强筋接骨。枸杞子治筋骨痉挛。故合为散瘀活血之剂。

④挫伤活血汤4号

组方：伸筋草15g，凤眼草15g，红花10g，当归15g，豨莶草15g，乳香10g，没药10g，骨碎补15g，艾叶15g，防风15g，川芎15g。

制法和用法：将上药放入净瓷盆内，加水大半盆，煮沸10分钟后，先熏后洗患部。每日熏洗2次，每剂用2日。

功效：散寒湿，理气血，祛风除湿，活血行气止痛。

主治：风湿性关节炎伴筋伤。

方义：此方内艾叶、豨莶草、伸筋草散寒湿、理气血、伸筋、祛风除湿。川芎、当归、红花活血行气、散风止痛。乳香、没药、骨碎补消肿、止关节酸痛。故合为散寒湿、祛风消肿止痛之剂。

（四）功能锻炼

功能锻炼，古称导引，它是通过自身运动防治疾病、增进健康、促进肢体功能恢复的一种疗法。

1. 作用

（1）活血化瘀，消肿定痛。

（2）濡养患肢关节筋络。

（3）促进骨折迅速愈合。

（4）防止筋肉萎缩。

（5）避免关节粘连和骨质疏松。

（6）扶正祛邪。

2. 动作要领

上肢：上肢练功的主要目的是恢复手的功能，凡上肢各部位损伤，均应注意手部各指间关节、指掌关节的早期练功活动，特别要保护各关节的灵活性，以防关节发生功能障碍。

下肢：下肢练功的主要目的是恢复负重和行走功能，保持各关节的稳定性。在肢体的活动中，尤其需要依靠强大而有力的臀大肌、股四头肌和小腿三头肌，才能保持正常的行走。

3. 原则

严格掌握循序渐进的原则，是防止加重损伤和出现偏差的重要措施。练功时动作应逐渐增加，次数由少到多，动作幅度由小到大，锻炼时间由短到长。

4. 注意事项

（1）练功时应思想集中，全神贯注，动作缓而慢。

（2）练功次数，一般每日2~3次。

（3）练功过程中，对骨折、筋伤患者，可配合热敷、熏洗、搓擦外用药水、理疗等方法。

（4）练功过程中，要顺应四时气候的变化，注意保暖。

第二节　罗氏正骨手法特点

在长期的临床治疗经验中，罗氏门人总结出无论是骨折、骨关节脱臼或筋伤，在整复时，都要掌握"稳、准、轻、快"的手法，同时注意"三兼治"法则，如此方能在治疗时得心应手，疗效出众。

一、罗氏正骨法特点之一——"稳"

"稳"是指手法操作时，要做到持久、有力、均匀、柔和。

罗氏正骨在手法运用中强调因势利导、轻重结合、刚柔相济，用力要缓稳柔和，以调节机体的生理、病理状态，从而达到治疗和缓解疾病的目的。"持久"指手法操作时能持续运用一定时间，保持动作和力量的连贯性，同时使该部位产生感应，对某些需重点治疗的穴位和部位，更需维持较长时间的操作。"有力"是指手法要具有一定的渗透力度，包括固定部位的压力和运用的功力，同时根据治疗的对象、病证的虚实、施治的部位来决定力量的大小，使手法轻而不浮，重而不滞。"均匀"是指手法动作的节奏性和用力的稳妥性，动作频率要有节奏而协调，用力要稳。"柔和"是指手法动作的节律协调及用力的均匀缓和。操作时沉着细致，稳重而灵活，稳柔而有力，稳透而不僵，而不是在某一部位长时间地反复地重复一个手法。只有这样，才能保证治疗效果，避免不良反应。正如《医宗金鉴·正骨心法要旨》所说："法之所施，使患者不知其苦，方为手法。"

二、罗氏正骨法特点之二——"准"

"准"有两层含义，一方面是指诊断准确，另一方面是指手法操作的力量、角度、方向准确。

罗氏正骨的特点是手法诊断，手法治疗，要求做到"一旦临证，知其体相，识其部位"。

诊断准确是手法治疗取得良好疗效的前提。治疗之前运用罗氏正骨诊断法，对患者病情有充分的了解，如病位、损伤程度、有无神经血管损伤和骨折等。在手摸心会的基础上还应与现代影像学检查相结合，有利于进一步明确具体病位、病理和转归，洞悉疾病的性质，作出准确的判断，掌握治疗的主动权，使治疗针对性更强。如：肿瘤、骨折和骨结核等患者禁用手法。老年性骨质疏松、椎体退变骨桥形成或椎间孔狭窄明显、严重的脊髓型颈椎病或伴有严重的冠心病者，手法操作宜轻柔，不宜过重。

明确诊断后，手法操作力度应根据患病部位、手法性质以及从治疗开始到结束的变化而决定轻重缓急；操作角度和方向则是顺应正常解剖位置、形态，循序渐进，准确无误；操作时间，则根据所选择的几种治疗手法、损伤的部位与程度、损伤性质、治疗范围的大小，长短适宜。这些都是在一个"准"字的指导下进行的，应用自如，便可收到预期的疗效。如运用侧扳法治疗腰椎间盘突出症时，当医患双方的体位改变，需要同时改变手法的力量、角度、方向三者之间的关系。即手法的作用点不变，力量的大小和方向要随医生、患者的体位改变而调整，随时保持三者的准确性。只有正确掌握了要领，才能达到预期的疗效。正如《医宗金鉴·正骨心法要旨》所说："机触于外，巧生于内，手随心转，法从手出。"

三、罗氏正骨法特点之三——"轻"与"快"

"轻"是指两轻一重原则，也即轻—重—轻的治疗顺序。《医宗金鉴·正骨心法要旨》中说："伤有轻重，而手法各有所宜，其瘥可迟速，遗留残疾与否，皆关乎手法之所施得宜。"可见手法轻重的顺序对治疗效果的重要性。

先轻：即手法诊断要轻，运用手法治疗时，开始要轻。

后重：是在患者适应轻度手法治疗的基础上，逐步加重手法，矫正骨断与筋伤，而不是使用蛮力。

再轻：在达到手法治疗目的后，再用轻度的手法松解，以缓解手法治疗后局部组织的反应，达到治疗后患部轻松、舒适的目的。

轻—重—轻的治疗要点：一是根据病情的需要，轻重适度，该用轻手法的时候，不用重手法；二是在治疗过程中，无论病情轻重，开始的诊断手法要轻，以消除患者的紧张情绪，增强患者和医者的配合度，避免浅层组织损伤的漏诊；三是治疗中，按照患部的深浅与移位程度，手法可相应调整加强，但要重而不滞，重中有巧，以巧力代重力；四是治疗后期，手法以疏通经络气血为主，要轻而不浮，轻重适当。

"快"指的是手法纯熟、灵活、轻巧，手法得心应手，迅速敏捷，使患者不受痛苦或少受痛苦，尽量达到"法施骤然人不知，患者知痛骨已拢"的目的。比如治疗踝关节错缝的推按手法，在临床操作时，嘱患者配合进行下肢屈伸，医者握足背部的手瞬间拖拉下肢1~3次，与此同时，托足跟部手的拇指快速向内上施行推按手法，使患者来不及反应产生抵抗力，而完成手法。这样既减轻了患者的紧张情绪，又降低了由于患者本能抵抗导致的手法意外。

四、罗氏正骨法特点之四——"三兼治"

"三兼治"是罗氏正骨法的另一特点，即"正骨、正筋、正肌肉"，它反映了罗氏正骨"骨当正，筋当顺""筋骨并重"的学术思想。

正骨：矫正断骨、错位合拢还原位。

正筋：拨正或复贴游离、浮起、扭转、出槽的筋腱。

正肌肉：拢损伤后分离、肿胀浮起的肌肉。

筋束骨、骨张筋，筋与骨的关系殊为密切，因而在治疗上就要筋骨并重。特别是骨折、脱位的治疗，要很好地复位，这是大家都重视的，而治骨的同时要治筋，就容易被忽略。当骨的连续性遭到破坏后，肢体因失去杠杆和支柱的作用而导致功能障碍，与此同时，周围组织的肿胀、瘀血随之而来。"骨为干，脉为营，筋为刚，肉为墙。"这就是说，骨折后出现的气血运行不利，肌肉的稳定失调，同样也可以引起功能障碍。它们之间相互联系，相互制约。因此，在治疗时，理顺分筋手法是不可少的。它可使气血运行通畅，瘀血尽快地被吸收消散，还可以减轻在整复时患者因疼痛而产生的局部保护性反应，从而保证手法治疗的顺利进行。同样，早期的被动和主动功能锻炼，也是治骨同时治筋的体现。这和疾病的痊愈、功能的恢复联系紧密。研究认为骨愈合的最佳应力是该部生理状态下所承受的肌力，肌肉动力为骨折愈合所必需。在治疗骨折时，要筋骨并重，重视理筋，尽可能地恢复肌肉的长度和力量，而肌肉长度和力量的恢复又与骨折后断端复位的情况密切相关。因此，治疗同时，也要兼顾到气血、肌肉、筋腱、关节的治疗。同步进行，有助于缩短骨折的愈合期，避免后遗症的发生，并可促使功能的恢复。

第三节　罗氏正骨诊断方法

诊断是治疗疾病的前提，是指导医生施术的基础，本节介绍罗氏正骨的诊断方法。

一、诊疗要诀

凡正骨者必察其形，询其源，触其位，闻其声，施其法，观其志意与其疾能，方可疗以筋骨之患。言正骨不可治者，未得其术也。恶于正骨者，不可与言至德之巧。伤不许治者，伤必不治，治之功则微矣。

以上文字说明，在应用手法治疗之前，必须先诊断损伤部位的轻重，是否畸形，询问患者损伤的原因。用手轻柔触摸检查损伤的情况，用耳听或用指腹的敏感度觉察筋、骨、肌肉损伤的声音或筋骨结构的变化，并观察患者的精神状况，先明确诊断，方可对症治疗。那些认为正骨手法不能治愈症重、久病的人，是因为他们没有掌握正骨手法的要领。对于不相信正骨手法的人，就不要和他们讲医学道理和轻而巧妙的治疗手法；对于不愿意治疗的患者，他的病就很难能够治好。即使勉强治疗，也不会得到很好的疗效。

二、诊断方法

诊断是治疗疾病的首要工作，只有明确诊断，才能确定正确的治疗方针、措施。罗氏正骨的诊断方法以"望、闻、问、摸"为主体。随着医学科学的迅速发展，借助 X 线、CT 等影像学检查手段也很必要，可使诊断更加准确。

（一）望诊

望诊是医生对患者进行观察。如观察患者的表情、健康状况、身体姿态，以及性别等。

望诊不仅与进一步的检查有关，更主要的是与能否立刻施行手法、使用药物以及迅速急救等有密切关系。

望诊可以初步确定患者受伤的部位、类型和损伤的程度，但对症状较重或病情危急者必须迅速处理。

望诊的步骤如下：

（1）望表情　观察表情和健康情况与辨别受伤的轻重有密切关系。重伤者，若有休克症状，则脸色青紫，口唇苍白，脉搏微弱，呼吸减慢，四肢发凉。这时必须采取一切急救措施，立即进行抢救。但有些患者，是由于剧痛或亲眼看到骨折或关节脱臼畸形时引起昏厥，对此必须严格观察，待全身情况稳定后，再处理骨伤。

有的患者比较敏感，虽伤得不重，但精神极为痛苦、情绪极度紧张，甚至哭喊、烦躁不安。也有的患者受伤程度很重，但忍受能力很强，表情并不十分痛苦。对这两种患者，要认真区别，正确处理。

身体不好者，如慢性心脏病、高血压、低血压、严重贫血者等，均易引起休克。休克未恢复时，不能乱用手法，必须等患者全身情况好转后，再做进一步的检查和手法治疗。

（2）望性别和长幼　由于性别、长幼不同，就有不同的生理解剖特征，因此性别、长幼在诊断中也很重要。例如，年老者股骨颈易发生骨折，小孩及青年人则少见。又如小孩上尺桡关节由于牵动力的作用，容易引起桡骨头半脱位，老人则少见。

（3）望体质　体质有虚实之分，体虚者，面色萎黄，精神不振，倦怠懒言，肌肉消瘦。体实者，面色红润，情志多喜，乐于交谈，肌肉丰满，分外好动。施治时，应虚则补之，实则泻之。积极治疗局部损伤，则效果更佳。

（4）望形态　观察受伤的严重与否，受伤的部位、类别，以及骨折、脱位、软组织损伤等情况。伤部除有显著变形外，伤肢或局部还有各种特殊畸形。例如，骨折有重叠、成角移位时，伤肢则相应缩短。关节脱位若骨干有旋转，伤肢也随之发生翻转畸形。此外，还有多种类型的姿态和步态，这些都是内部损伤的外在表现。因此，观察形态可初步推测损伤的性质和程度。

（二）闻诊

闻诊指闻气味或听骨折的骨擦音以及医生诊治时指腹触及的感觉音，这也是诊断不可缺少的一环。

（三）问诊

问诊是诊断过程中不可缺少的一部分，它的范围比较广泛，包括问受伤的原因、现病史、既往病史、职业、籍贯、年龄等。做好问诊，对进一步摸诊和治疗有很大帮助。

问诊要有次序，注意避免重复和遗漏。要有条不紊地进行。如问颈部情况，就要把这部分问完后，再问其他部分。问时要注意鉴别患者所述病情的真伪。

问诊步骤如下：

（1）问籍贯　籍贯在骨科来说，并不十分重要，但由于地区、气候、环境不同，发病也有所不同。如居住在较寒冷或潮湿地区的人易患风湿性关节痛，而在北方一些地区大骨节病则较多见。

（2）问年龄　年龄和诊断的关系很重要。青少年肱骨髁上骨折或肱骨远端骨骺分离多见。学龄前儿童桡骨小头脱位较多见。轻微的外力青壮年几乎不发生影响，但在老年人则易发生股骨颈骨折。由于年龄的不同，治疗选用的方法、整复手法的力量、用药量等也有所不同，所以不可忽视患者的年龄。

（3）问职业　职业和发病的情况也有关系，职业不同，所受到的创伤部位及所患之病均有所不同。例如，重体力劳动者常易出现腰部扭伤，铁工、瓦工、木工则臂腕部易损伤。

（4）问受伤原因　原因很多，可粗略归纳为两大类：一是主观原因，二是客观原因。

（5）问现病史　现病史是指患者这次受伤或骨折的过程，时间的长短，是否经过治疗，疗效及诊断如何，以及患者的自觉症状（包括疼痛、麻木、食欲、大小便、睡眠等）。

（6）既往病史　既往病史是指患者过去患过什么病，如是否患过急性传染病、结核病、心脏病、肾脏病以及关节疾病等。同时还可以询问其他家族病史，如父母的健康情况和有无慢性疾病。

（四）摸诊（用于闭合性受伤）

摸诊，诚如《医宗金鉴·正骨心法要旨》所言："摸者用手细细摸其伤之处，或骨折、骨碎、骨歪、骨整、骨软、骨硬、……筋歪、筋断。"

摸诊亦可称为触诊，就是医生用一手或双手对患者做较详细的局部或全身的检查，以确定是骨折、脱位，还是肌腱、韧带等处的病变。触摸时先轻后重，由浅及深，从远到近，两头相对。摸诊在罗氏正骨诊断方法中占有很重要的地位，也是罗氏正骨的特色之一。

三、特色诊法

（一）单拇指触诊法

单拇指触诊法是用一手拇指腹桡侧，在患处触摸肌肉、韧带与纤维组织等，沿脊柱的纵轴方向垂直、顺序依次左右分拨、摸、按，检查有无软组织损伤及解剖位置的异常的方法。通过单拇指的触摸，从而辨明是软组织损伤，还是骨折或脱位。

（二）双拇指触诊法

双拇指触诊法多用于脊柱疾病。此法是双拇指微屈，拇指轻度背伸外展呈八字式，用双拇指腹的桡侧在患处触摸纤维、肌肉、韧带，沿脊柱方向依次左右分拨，检查有无纤维剥离、变硬挛缩、弹性变差，以及棘突位置、棘间隙大小的异常变化等。通过指腹下的各种各样的感觉，来确定损伤的情况。检查时患者端坐在方凳上，向前弯腰35°左右。

（三）三指触诊法

三指触诊法多用于脊柱疾病。此法是用中指架在脊柱棘突上，食指、无名指分别放在棘突旁，沿脊柱滑下，以检查生理曲线消失、反张、成角、侧弯、后凸、内陷畸形及棘上韧带剥离、棘突偏歪等异常体征的方法。

（四）中指、无名指触诊法

中指、无名指触诊法是用中指、无名指，沿肌肉、肌腱走行点触及滑行，检查肌肉及筋损伤变异情况的方法。如对肩胛骨内侧缘、脊柱旁的检查，是根据骨骼的形态变化而采用的触诊手法。

（五）立指检查法

立指检查法用拇指立起之顶端，触摸脊柱两侧及手、足部位的损伤情况的方法。

（六）全指掌触诊法

全指掌触诊法用单手或双手及两手交替沿肢体及躯干滑行触摸，检查伤部有无异常变化的方法。例如四肢伤患处，常用单手或双手全指掌微握力，自上而下的滑行，检查软组织损伤及骨折的情况。

（七）指掌背部触诊法

指掌背部触诊法是用指掌背部触摸损伤局部及周围，可清楚地辨别温、热、凉等感觉，进而帮助诊断的方法。

（八）挤压法

挤压法是用手挤压患处上下、左右、前后，以检查是否有疼痛的方法，若发生挤压痛表示有损伤。例如，用手掌挤压胸廓引起肋骨疼痛，提示肋骨损伤；用手掌挤压髂骨棘引起挤压痛，提示骨盆损伤。此法有助于鉴别是筋伤还是骨折。在下肢骨折治疗后期，医者用手抵住患肢之足底，令患者先屈膝，再用力向下蹬腿，医者向上施以对抗力，观察患者是否有酸痛感，以辨别其骨折愈合的程度。

（九）叩击法

叩击法是利用叩击来辨明有无骨折的一种方法。如下肢损伤时，叩击足跟。脊柱损伤时，叩击头顶。肱骨损伤时，叩击肘部。若发现叩击产生的疼痛之处与局部压痛相吻合，则提示此处存在骨折；如有压痛，而无叩击痛，则可能是筋伤。

（十）旋转法

旋转法是用手握住伤肢下端，轻轻旋转，做外展、内收、外旋、内旋、提托、按压等活动，以观察关节有无活动障碍的方法。旋转法常与屈伸法配合应用。

（十一）屈伸法

屈伸法是用手握住伤部邻近的关节，做伸屈动作，并将屈伸的度数作为测量关节活动及功能的依据。旋转、屈伸时，需与患者健侧主动的屈伸与旋转活动进行对比。

（十二）扳压触诊法

扳压触诊法是用双手检查颈椎、腰椎的方法。

检查颈椎：一手扶扳患者头顶部，另一手拇指置于有阳性反应的颈椎棘突旁，扶头部的手徐徐向侧后扳头，置于棘突旁之拇指稍给微小压力。

检查腰椎：一手拉患之肩，向侧后方向扳拉，同时置于患者腰椎棘突的另一手拇指，轻轻给予压力。

（十三）拇指、食指二指检查法

拇指、食指二指检查法是用拇指、食指置于患部，从上到下、从左到右、从里到外进行触摸的方法。主要用于四肢骨骼、锁骨、肋骨及伤筋情况的检查。

（十四）触摸疼痛

触摸疼痛法是根据压痛的部位、范围、轻重程度，来鉴别是骨伤还是筋伤的方法。有尖锐物的压痛部位，表示有骨折。触摸畸形疼痛范围大，提示为斜形骨折或粉碎性骨折。压痛面积大，疼痛较轻，多为软组织损伤。

（十五）摸畸形

摸畸形是通过触摸患部畸形、突起或下陷，以判断骨折或脱位的性质、位置、移位的方向及重叠、成角、扭旋等情况的方法。如横断骨折移位时，突起下陷明显。如突起下陷不在水平线上，多为斜形骨折。在脊柱如能触摸到有高起、下陷之棘突，又有外伤史，多为脊柱骨折。如无外伤史，有长期低热，触之有突起棘突，可能是结核所致。如在骨干触之有突起，又无外伤史，多为骨疣、骨囊肿等，如突起在腕、肘、膝、踝、指、趾部位多为骨炎、腱鞘囊肿等。在诊断一束肌肉或几束肌肉、肌腱断裂时，由于断端肌筋的回缩，触诊时两断端肌筋比中间断裂处突起，且突起的表浅部位压痛较敏感。

（十六）触摸中断

用手触摸骨干，若指腹下有骨干不衔接感，应怀疑骨折；沿肌筋走行触摸，指下有中断感，则为肌筋撕裂。这种骨、肌、筋的断裂伤，为挤压、暴力所致。

（十七）触摸棱骨

用手指触摸，指下有棱脊的感觉，多为骨折。如斜形、螺旋形骨折未穿破皮肤，均能触到折断的棱脊。正常骨也能触及棱脊，如胫骨等，应注意鉴别。

（十八）触摸尖突

用手触摸伤处有尖突感，多为骨折。如斜形、粉碎性骨折将要穿破皮肤的骨茬，很容易触到尖突之物。

（十九）异常活动

用手触摸正常骨干时，不在关节部位而出现假关节的异常活动，提示此处为骨折部位。

（二十）触摸骨擦音

用手触摸伤处，发出的骨质摩擦的声音，统称骨擦音。另外，触摸患部时传导到医者之手的感觉，称骨擦感。

（二十一）三定点检查法

三定点检查法是用拇、食、中三指，分别置于骨折部位，使呈等腰三角形定点或不等边三角形定点，触摸骨折及关节脱位情况的方法。通过将三指分别置于骨折及脱位的三个不同点，以触知骨折上下、左右的性质及脱出的方向，这是罗氏正骨手法特点之一。

骨折及骨关节脱位整复后，同样可用三定点检查法，检查复位后的情况，比较准确可靠。三定点检查法适用于桡骨远端骨折指、趾骨折及脱位，以及胫、双踝、锁骨骨折等部位。

第四节　罗氏正骨治疗基本手法

一、接法

接法是正骨方法的总称。《医宗金鉴·正骨心法要旨》说："接者谓使已断之骨合拢一处，复归于旧也。凡是骨之跌伤错落，或断而两分或折而下陷，或碎而散乱，或歧而旁突，相其形势，徐徐接之，使断者复续，陷者复起，碎而复完，突者复平。或用手法，或用器具，或手法器具分先后而兼用之。是在医者之通达也。"凡是使断骨接续在一起的方法，都称为接法。

治疗范围：接法为骨折治疗的常用手法，如锁骨、肱骨、尺桡骨、胫腓骨等骨折，使断骨合拢。

二、端法

端法是用两手或一手拿定应端托之处，从下向上或从外向内侧端托的手法。

治疗范围：骨折、脱位、软组织损伤，如颈椎错位、颈部软组织损伤及落枕。临床四肢骨折的端托法为托远端凑近端。

三、提法

提法是将陷下之骨提出还原的手法。可用手提或用绳索提，使断骨复位。

治疗范围：锁骨、肋骨、尺桡骨、胫腓骨骨折的治疗过程均有提的手法。

四、捏法

捏法是用单手或双手拇指和余四指并拢的指腹在患处轻重适当紧捏的手法。

治疗范围：脱位及骨折。如指、趾、关节脱位，斜形骨折、横断骨折和其他类型的骨折（无重叠现象者），以及尺、桡关节分离等。

五、按法

按法是用单手或双手掌根、手指按患处及伤部两端的手法。

治疗范围：脊柱骨折伴脱位，胸锁、肩锁、胸肋等关节脱位，四肢骨折、移位、成角畸形等，腰背部软组织损伤也可用按法治疗。

六、推法

推法是用手指或手掌根部将错位、折骨、扭筋推回正常位置的手法。

治疗范围：软组织损伤与瘀血肿胀、脊柱侧弯、腰椎间盘突出症、骶髂关节错位、腱鞘囊肿等的治疗。

七、拉法

拉法是用单手或双手施力于患部上下两端作对抗牵拉的方法。

治疗范围：关节脱位及骨折，如移位有重叠、成角有畸形者。

拉法是骨折整复的重要一步，它不仅可以矫正骨折重叠、成角畸形，而且可以矫正侧方移位的一部分。临床颈椎、腰椎及四肢骨折脱位的拉力并不相等，因此施行拉法的助手，要主动与医者配合，才能提高整复的成功率。

八、扳法

扳法是用手扳头部、肩部及四肢的手法。

治疗范围：脊柱疾病。颈椎病扳头部。胸椎病扳肩部。腰椎病扳肩与髋。

九、复贴法

复贴法是用拇指指腹及掌根在伤处进行复贴复位的手法，可将剥离、移位、撕脱的软组织，用拇指及掌根整复到原来的解剖部位。此手法是贯穿于治疗骨折、脱位、软组织损伤始终，不可缺少的重要手法。

十、扳拨法

扳拨法是用一手扶患者额部，另一手置于错位、成角、畸形、偏歪、隆起的部位。扶额部之手，用回旋扳转力轻扳头部，置于隆起部位之手拇指拨推病变部位，两手同时用力的手法。

治疗范围：颈椎骨折、脱位、半脱位，颈椎间盘突出症，颈椎关节紊乱，落枕等的治疗。

十一、分离法

分离法是单手或双手拇指端置于患处，左右、上下、前后分离的手法。

治疗范围：治疗骨折、关节脱位、软组织损伤后造成的粘连、挛缩、瘢痕、增生等。

十二、挂法

挂法是医生用双手按、推、端、夹、送几个手法连贯动作的手法，常用于整复杵臼关节脱位。

治疗范围：下颌关节脱位及肩关节脱位等。

十三、推转法

推转法是一手握骨折近端，另一手握其远端，再用力牵拉、推转的手法。推转的方向与骨折旋转畸形相反，可使骨折旋转错位复归原位。

治疗范围：各种长骨干螺旋形骨折。

十四、摇摆法

摇摆法是一手握住损伤的关节远端，另一手握损伤的关节处，做各方向的旋转活动的手法。

治疗范围：治疗肩、肘、腕、髋、膝、踝关节部位的损伤，分离粘连，松弛痉挛，恢复僵硬关节的活动功能。

十五、回旋法

回旋法是在助手的牵拉下，两手分别握住远近端骨折段，按原来骨折移位的方向，逆向回旋，引导断端相对，使骨折复位的手法。

治疗范围：治疗骨折断端之间有软组织嵌入的股骨干，或肱骨干骨折。使用回旋法必须谨慎，以免损伤血管、神经。如感觉有软组织阻挡，即应改变回旋方向，使骨折断端由"背靠背"变成"面对面"后，再整复其他移位。

十六、分筋手法

分筋手法是用双手拇指或单手拇指在患处与韧带、肌肉方向呈垂直弹拨的手法。

治疗范围：脊柱相关疾病的治疗，如颈部项韧带、斜方肌、冈上肌、腰大肌等。对于慢性损伤，分筋手法可分离软组织的粘连，调整筋翻筋错、神经离位等，有疏通经络、促进局部气血循环、和营调气等作用。

十七、理筋手法

理筋手法是用双手拇指或单拇指将移位的软组织如韧带、肌腱、肌纤维、神经等扶正，再用拇指指腹或掌根部按压推、复平，使组织恢复正常解剖位置的手法。

治疗范围：颈肩、腰臀、四肢急性软组织损伤。本法也是治疗脊柱骨折、四肢骨折的辅助手法之一。古人讲"凡肌筋隆起，必有骨错"。在治疗骨关节错缝时，也需适当使用理筋手法。

十八、解痉法

解痉法是用手指指腹、掌根部在软组织损伤部位的周围、关节邻近处施抚、摸、揉、擦、搓、拿、拍击、点穴等各种手法。

治疗范围：主要用于直接暴力或间接暴力所致的闭合性软组织损伤，局部组织痉挛性疼痛以及关节脱位、骨折、脊柱疾患整复前。此手法灵活多变，缓慢而轻柔，可减少患者整复时的痛苦，提高疗效，缩短恢复期。

十九、点穴法

点穴法是用拇指或中指及其他各指（按部位适当选用手指）循经取穴点压的手法。

治疗范围：取穴多在伤患及其附近处。主要用来疏通经络、调和气血、调节神经功能，治疗陈旧软组织损伤以及因感受风寒湿引起的疼痛，如神经痛、关节痛等。

二十、揉法

揉法是用手指及掌根部在治疗部位或穴位上，做圆形或螺旋形揉动的手法。揉时手指或者掌根不离开接触的皮肤，力量应缓慢而均匀，使该处的皮下组织随手的旋揉而滑动，并使患者感到舒适、微热。

治疗范围：肌筋损伤、关节脱位、骨折恢复期的软组织松解、髌骨损伤、手指和足趾损伤、脊柱疾患等。本法具有散寒邪、行气血、通经络、止疼痛的作用。

二十一、按压法

按压法是用单手或双手指腹、掌根在治疗部位进行按压的手法。依据病患部位的情况，亦可用各指并拢按压或掌根按压的手法。若单掌力量不及，可将两手掌重叠进行按压，必要时还可屈肘用鹰嘴突处按压。按压之力应达肌肉深层，按压可以是间歇性或持续性的。

治疗范围：全身大肌肉群，尤其是坐骨神经的上端。对腰背肌胀痛及肌肉肌腱僵硬均能收效。

二十二、拍击法

拍击法是用单手或双手指腹或手掌轻轻拍击患处的手法。拍击时手腕放松，灵活轻巧有反弹劲。用两手操作时，动作要协调配合。

治疗范围：胸部和腰部因用力不当或剧烈闪扭而引起的疼痛和岔气。本法有调理气血、缓解胸腹闷痛、消除肢体酸胀等作用。

二十三、脊柱旋转复位法

患者端坐于方凳上，助手固定健侧下肢，用布带固定患者健侧大腿。医者坐患者背后，用一手拇指顶住偏歪的棘突，向健侧推，另一手使脊柱向棘突偏歪侧顺时针或逆时针旋转。两手协调动作，将偏歪的棘突拨正，使邻近椎体恢复正常解剖位置。

治疗范围：颈椎病、胸椎小关节紊乱、腰椎间盘突出等脊柱疾病。

二十四、摇晃伸屈法

摇晃屈伸法是使患者关节进行被动摇晃的手法。

治疗范围：软组织损伤。主要有舒筋活络、通利关节、解除软组织损伤部位粘连的作用。

二十五、牵引法

牵引法是在伤肢远端，沿其纵轴用手牵拉，以矫正重叠移位的骨折和脱位的方法。

治疗范围：脊柱骨折脱位、四肢骨折有重叠移位者。按照"欲合先离，离而复合"的原则，进行对抗牵引。

二十六、分骨法

分骨法是用手指捏骨折部位的间隙，使靠拢的骨折断端分离开的治疗手法。

治疗范围：两骨并列部位发生的骨折（因骨间肌或骨间膜的收缩导致两骨靠拢），如尺桡骨骨折、胫腓骨骨折、掌骨及跖骨骨折。

二十七、反折法

两手拇指抵压于突出的骨折一端，其余四指重叠环抱于下陷骨折另一端，加大骨折端原有的成角，依靠拇指感觉骨折远近端的位置。当远近端骨皮质已经相接，而后骤然反折，反折时环抱于骨折端的四指，将下陷一端猛向上提，而拇指仍然用力将骨折另一端继续向下推压，使拇、食指中间形成一种剪力。单纯前后方移位重叠者，正折顶。同时伴有侧方移位者，斜向折顶。

治疗范围：横断和锯齿形骨折。如患者肌肉发达，单靠牵引力量无法完成矫正重叠移位时，可用此手法。本手法可以解决骨折的重叠移位，而且可随之矫正侧方移位，多用于前臂骨折。

二十八、拿法

拿法是用手指拿捏患处的肌肉、肌腱的方法。拿法应轻重适宜，从近端到远端、自上而下拿捏。

治疗范围：腰腿痛、颈椎病、腰椎间盘突出症引起的一系列症状，是一种辅助治疗手法。此法可解除肌肉的痉挛，活血通络、解痉止麻，缩短恢复期，减少患者痛苦，是必不可少的手法之一。

二十九、旋转屈伸法

旋转屈伸法是使患者关节进行被动旋转屈伸活动的手法。

治疗范围：主要用于舒筋活络，通利关节，解除软组织损伤后的粘连。髋、肩、肘关节脱位也可用本手法。

三十、拔伸牵引法

拔伸牵引法是医者在伤肢远端沿其纵轴用一手或双手施行牵拉，以矫正重叠移位的手法。

治疗范围：凡重叠移位的骨折、脱位，都必须应用此法来整复。

拔伸牵引，主要是克服肌肉拉力，矫正重叠移位，恢复肢体长度。按照"欲合先离，离而复合"的原则，开始牵引时，肢体保持原来的位置，沿肢体纵轴对抗牵引，将嵌入软组织内的骨折断端慢慢拔伸出来。然后再按照整复步骤施法，牵引复位。

三十一、捻法

捻法是用拇指和食指指端，相对而成钳形，在关节附近提起肌筋进行捻动的手法。本法要领是将肌肉、肌筋提起，用拇指向侧方弹后，迅速放开。提起后还要做捻转的动作，然后慢慢松手。本动作较小，力量轻。捻动时若患者有酸胀感觉，是手法治疗产生的效果。此法可起到祛风、软坚、活血、止痛作用。

治疗范围：颈肩、四肢关节的肌肉、肌腱处软组织损伤。

三十二、运法

运法是用拇指指腹或掌根在所选择的经穴周围作圆形或螺旋形运摩、揉动的手法。本法轻缓柔和，以患者感到轻松舒适为宜。

治疗范围：前臂及手掌、背、腰、臀部的肌肉损伤、肿胀疼痛。

三十三、搓法

搓法是拇指及食指指腹呈钳形，对称捏着局部组织搓动的手法。用手掌根部平放于治疗部位上下搓动也可以。操作时用力要均匀，不宜太重，动作协调，先慢后快，使被治疗部位有轻松的感觉。

应用范围：指、趾关节及腰背部，能舒筋活络、活血止痛。

三十四、掐法

掐法是拇指、食指或中指的末节呈屈曲状，以屈曲之指端，在身体某部穴位处深掐的手法。在操作过程中，先摸准穴位，分开周围的血管和肌腱，避免肌肉紧张，然后掐到深部进行有节律的弹推，手法结束时再轻揉被掐部位。手的力量应贯注于指端，深达骨面，动作不能过猛过急，以免损伤软组织。掐的强度以有胀感为宜，掐后应轻揉患部，以缓解不适之感。

治疗范围：急救。因虚脱而昏厥时，可掐人中。热极昏厥中暑时可掐涌泉。每于手法后，可立即收效。

三十五、侧掌手法

侧掌手法是两手各指伸直，并自然稍稍分开，以手的尺侧缘（小指的一侧）轮流击砸肌肉的手法。操作时，手腕放松，动作灵活，节奏自然，力量均匀，不可蛮力。

治疗范围：四肢、躯干以及肌肉丰厚的部位。本法能兴奋肌纤维、松弛神经，消除疲劳和疼痛。对一些瘫痪患者及陈旧性损伤兼外感风寒湿引起的酸胀疼痛等效果较明显。应注意此法力量较大，新伤慎用或不用。

三十六、按摩法

按摩法是单手或双手重叠，全掌掌根和指腹紧贴于皮肤上，作直线或圆形、回旋摩动的手法。操作要领：①松肩，垂肘，塌腕；手掌紧贴于皮肤，带动掌下之皮肤、肌肉随手掌一起回旋摩动。②作用直达组织深部，而不能浮于表面，操作后皮肤表面不应发红。③发力在肩，力由肩及肘，由肘及手。用力要均匀协调，速度不宜过快。此法可单独用，也可以在揉捏、搓捏手法中贯穿使用。此法有加速血液循环，促进组织新陈代谢，缓解深部肌肉、韧带的紧张或挛缩状态，松解瘢痕组织粘连的作用。

治疗范围：按摩法可贯穿运用在各手法中。其目的主要是使按摩效果能达到深部组织。面积较大、肌肉肥厚的部位多采用此法。主要用于腰背部的陈旧性损伤、风湿痛、大腿肌痉挛疼痛等。

三十七、表面抚摩法

表面抚摩法是用手掌、指腹（五指自然分开伸直）贴于皮肤上，来回做直线形或圆形抚摩动作。操作要领：松肩，自然屈肘，腕关节伸直，摩动时手不要离开皮肤。动作轻柔，用力均匀，以患者感到舒适为宜。操作时可视部位大小不同，而选用不同的手形。较大部位，如四肢、躯干可用手掌；较小部位可用拇指指腹。

治疗范围：本法在治疗的开始和结束均可应用，也可用于全身各部。新伤一两天，或骨折后，或骨痂形成之前，多用表面抚摩法。长时间固定包扎，肢体萎缩、麻痹的患者，在初期也可用表面抚摩法。此法能使皮肤表层衰老的细胞脱落，改善皮脂腺功能，止痛、消除麻木，也有镇静催眠的作用。

第四章

脊柱疾病正骨手法

罗氏正骨 颈部扭挫伤

颈椎骨骼小，在人体起着重要的承上启下的作用，共7块。一段独立的颈椎，其肌肉丰厚，分布复杂，分为浅、中、深3层，包括胸锁乳突肌，斜方肌，胸骨舌骨肌，前、中、后斜角肌，肩胛提肌等。颈部肌肉有保护和稳定头颈部作用，又参与了颈椎的前屈、后伸、旋转及侧屈等较大幅度的运动，使头颈运动灵活多向，临床上急性和慢性损伤较多。

临床诊断

病史： 急性损伤多有外伤史，抬扛重物，或有颈部牵拉史；可在晨起出现颈部疼痛，头部旋转后伸受限；背部有负重物感，深呼吸、咳嗽、打喷嚏引起疼痛加重。

症状： 颈部疼痛，且头常偏向一侧，活动受限，当转动头颈时，常常连身体一起转。

体征： 颈部压痛，可触及条索感和棘突偏歪。手诊：患者肩胛骨内缘及下角明显有压痛点；触摸到条索或成块状结节，局部轻度肿胀。

辅助检查： X线片无明显改变。

手法治疗

1.复贴：患者坐位，医者立于颈后，自上而下复贴，或用拿捏法将颈部肌肉放松（图4-1-1，图4-1-2，图4-1-3，图4-1-4）。

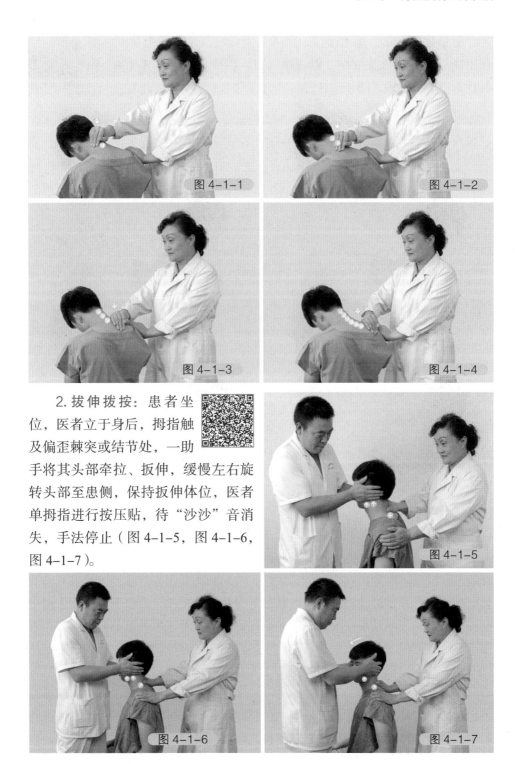

图 4-1-1

图 4-1-2

图 4-1-3

图 4-1-4

2.拔伸拔按：患者坐位，医者立于身后，拇指触及偏歪棘突或结节处，一助手将其头部牵拉、扳伸，缓慢左右旋转头部至患侧，保持扳伸体位，医者单拇指进行按压贴，待"沙沙"音消失，手法停止（图 4-1-5，图 4-1-6，图 4-1-7）。

图 4-1-5

图 4-1-6

图 4-1-7

3. 指拨：复贴，患者坐位，医者立于身后，用双手拇指或掌根在压痛点处进行分拨复贴，以流通气血，消肿止痛（图 4-1-8，图4-1-9，图 4-1-10，图 4-1-11）。

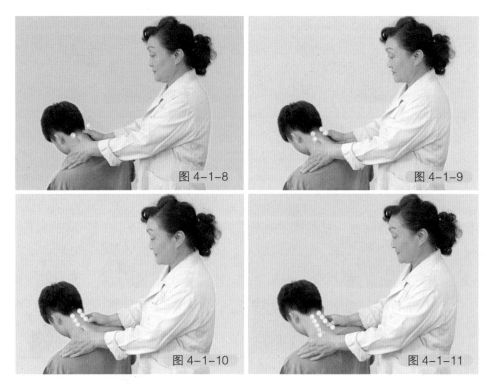

图 4-1-8　　　　　　　　图 4-1-9

图 4-1-10　　　　　　　　图 4-1-11

临床心得

该病常因明显的外伤引起，造成头常偏向一侧，活动受限，需要转动头颈时，常常连身体一起转的特点。常有颈部肌肉痉挛、压痛，触摸到条索或成块状结节，严重者疼痛可向肩、背部放射。考虑到局部定点疼痛是由颈部肌肉等长收缩引起，颈部运动时疼痛是由颈部等张收缩造成的，所以手法起始作用于颈部肌肉。先用复贴手法松解痉挛的肌肉韧带，施术于患处远端同一肌束、肌腹部，可达到松解近段组织、解除痉挛的目的，同时可使损伤出槽的肌束自动"归位"。治疗过程中的被动提拉颈部，并有方向性地推挤颈部肌肉，部分患者有"筋"复位的感觉即是自动"归位"的表现。此外，针对微小移位的颈椎关节做后伸、拔伸运动，并辅助外力，使用罗氏端提旋转推拨手法，纠正偏歪的棘突，使微小移位的颈椎关节自动归位，恢复颈椎正常序列。

罗氏正骨 颈椎病

　　颈椎病，是骨科临床上的一种常见病、多发病，多见于中年老年人，而现在，年轻人也不少见，给工作生活带来了痛苦与不便。人的一生中，由于颈椎的活动度和活动频率较高，不断地承受着各种复荷、劳损，以及创伤，很容易使颈椎的关节、软骨、韧带、肌肉筋膜、椎间盘等组织结构发生退行性变化，继而出现头、颈、肩、手臂疼痛，麻木不适，头晕，行走不便等一系列症状。颈椎病是一种以颈椎退行性改变的病理变化为基础的疾病，临床上一般分为颈型、神经根型、椎动脉型、脊髓型、交感神经型和混合型。

颈型颈椎病

　　比较常见，症状较轻，多为颈椎发生变化最早型颈椎病。主要与髓核、纤维环的脱水、变性与张力降低、椎间隙的松动失稳有关，常在晨起、过劳、姿势不当及感受风寒冷刺激后出现症状或突发加剧。

临床诊断

　　病史： 好发于青壮年，与长期伏案、电脑工作者过劳、寒冷刺激、姿势不当等有关。

　　症状： 颈肩部酸痛或钻痛，常伴有颈部僵硬感，疼痛可累及上背部、上肢，颈部活动受限。

　　手诊： 常见颈椎4~7棘突旁单侧或双侧压痛，无放射痛，伴肌肉紧张；局部皮肤温度降低；颈椎骨下段后突较明显，棘突呈肥大状。

　　辅助检查： X线片可见颈椎生理曲度反弓，或有骨质增生。

手法治疗

1. **推拿按压**：患者坐位，医者立于患者身后，单手或双手在颈、肩、背部松解紧张之肌肉。

2. **拔伸推按**：患者坐位，医者立于患者身后，一助手托患者下颌部，将颈椎向上拔伸后稳定头部，医生一手拇指复贴在压痛病点棘突旁向前侧推。手下有感觉，手法即停止。或者在拔伸牵引颈椎的同时，将头部左、右侧转，进行推按。手下有感觉，手法即停止。侧转时手法要轻柔，不可猛转。

3. **按压点穴**：患者坐位，医者立于患者身背后，单手或双手交替用按压、复贴之法，以疏通气血，配以点大椎、肩井、天柱、内关等穴。

颈型与神经根型手法相似，不单独配图。

神经根型颈椎病

由于髓核的突出、膨出或脱出，颈椎的骨质增生，以及椎体关节面的微错缝，压迫和刺激脊神经所致。

临床诊断

病史：逐渐起病，大多发生在中老年。

症状：颈、肩背酸痛、刺痛或灼痛，痛呈电击样向肩、上臂、前臂达手指放射，颈部的活动可诱发或加剧疼痛，多数患者有患肢沉重无力、麻木、手指发凉或蚁行感，多为单侧，亦可发生在双侧。颈部僵直，活动明显受限。有时可有耳鸣，头晕，着凉及劳累后症状加重。

体征：上肢肌力减弱，握力减退，肌肉萎缩，表现为病人持物易脱落。臂丛牵拉试验阳性和（或）压头试验阳性。

手诊：在疼痛相应部位可触及压痛点。

辅助检查：X线片可显示颈椎生理前凸消失、变直或反向，椎间隙变窄，椎体缘及钩突关节骨赘形成或椎间隙变小，椎管狭窄。或行CT、MRI检查协助诊断。

手法治疗

1. **推、拿、按、揉**：患者坐位，医者立于患者身后，单手或双手掌贴于颈部，进行推拿、按揉，以缓解痉挛之肌肉（图 4-2-1，图 4-2-2，图 4-2-3，图 4-2-4）。

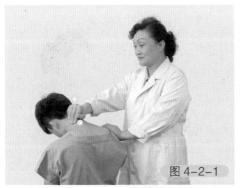

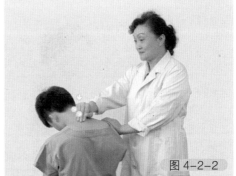

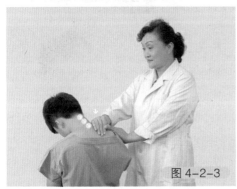

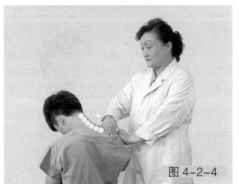

2. **拔伸推按**：患者坐位，医者立于患者身后，一助手将颈椎向上拔伸后稳定头部，医生一手拇指复贴在压痛点棘突旁，向健侧推按，手下有感觉后，手法停止（图 4-2-5，图 4-2-6）。

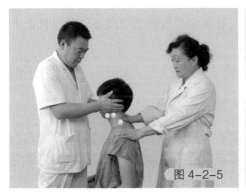

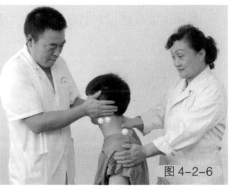

3.**复贴、点穴**：患者坐位，医者立于患者身后，单手或双手交替，用复贴压手法，以疏通经络、气血，加以点穴风池、肩井、大椎、列缺等（图4-2-7，图4-2-8，图4-2-9，图4-2-10）。

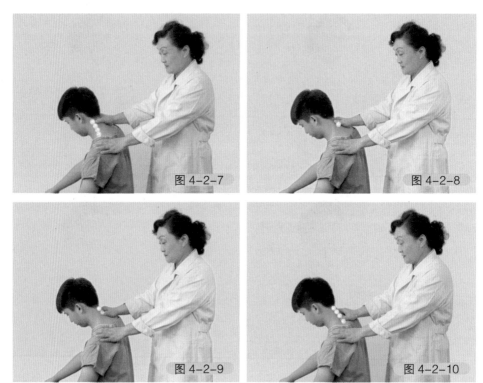

图4-2-7　图4-2-8　图4-2-9　图4-2-10

椎动脉型颈椎病

各种因素导致椎动脉受到压迫，使血管狭窄、折曲造成椎基底动脉供血不足而致病。

临床诊断

病史：颈部有慢性劳损或外伤史。

症状：头部体位改变时引起眩晕、恶心、头痛；不同程度的眩晕，为本病的特点，严重者出现恶心、呕吐、站立不稳或向一方偏斜，病程久时，可伴有视力模糊、复视、耳鸣、失眠、多梦、近事健忘等症状，甚至出现体位性眩晕猝倒。

手诊：环枕部、头顶部触诊，皮肤喧胀，按之有压气球感；患棘突旁偏移、压痛。

辅助检查：CT、MRI可协助诊断，X线片示患椎有颈椎退行性改变。

🔲 手法治疗

1.梳理拿捏：患者坐位，医者立于患者身后，一手五指分开，中指置于百会穴，自头顶部向颈、肩部通梳数次。改用单手拇指贴环枕部自上而下，在患侧推拿按压数次，至颈部皮肤略松软（图4-2-11，图4-2-12，图4-2-13，图4-2-14）。

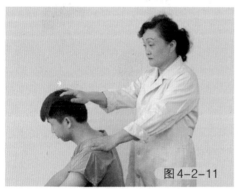

图4-2-11

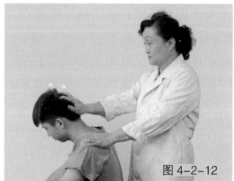

图4-2-12

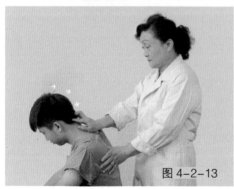

图4-2-13

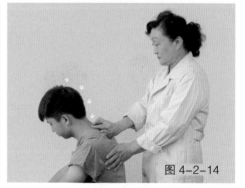

图4-2-14

2.拔伸侧转推按：患者坐位，医者立于患者身后，一助手双手托住患者下颌部，医者摸清偏歪压痛之棘突，在颈部侧转的同时，单拇指向对侧推按，手下有感觉后手法即停（图4-2-15，图4-2-16）。

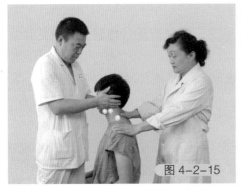

图 4-2-15

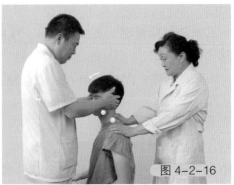

图 4-2-16

3.侧扳法：患者坐位，医者立于患者身后，助手将患者头部保持在前屈侧偏向健侧前方。医者拇指置于偏歪棘突处，嘱助手放在头部的手轻轻向患侧转动，慢慢向前或向突出的一方回旋至后仰头，同时置病患之棘突的拇指向侧前方适度推拨偏歪棘突，若拇指下有"咕喽"滑动感时，手法即停止（图 4-2-17，图 4-2-18，图 4-2-19）。

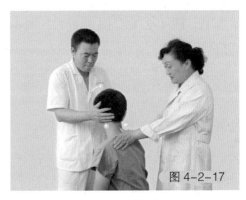

图 4-2-17

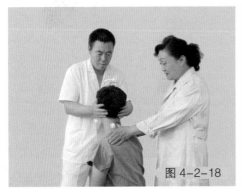

图 4-2-18

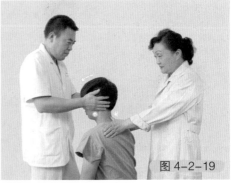

图 4-2-19

4.提拔侧转：患者坐位，医者立于患者身后，医者双手置于患者双下颌部，双手拇指贴按在双风池穴处，将颈椎轻轻提拔起，向左、右两侧转动，先患侧，后健侧，2~3 次，动作要缓慢轻柔，以患者耐受为度，避免患者眩晕感加重。患者感舒适，手法即停，此法不宜多做（图4-2-20）。

5.点穴：患者坐位，医者立于患者身后，在肌肉放松的情况下，点大椎、翳风、风池、肩井、颈百劳等穴。

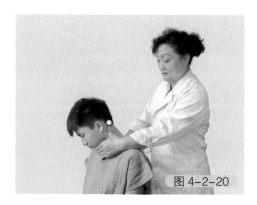

图 4-2-20

脊髓型颈椎病

由于椎体失稳、后纵韧带膨隆、髓核后突、黄韧带前突、骨质增生等压迫刺激骨髓所致。

临床诊断

病史：长期慢性起病，好发于中老年人。

症状：颈肩痛，双上肢或下肢麻木，甚者躯干部触觉减弱。锥体束损伤者，轻则出现双下肢麻木无力，重则下肢发紧，行走困难或蹒跚步态，肢体肌张力增高。如颈髓一侧受压，明显表现为同侧肢体无力，自主运动消失，对侧感觉障碍，痛温觉消失。中央型患者自觉整个上肢麻木酸胀，力量减弱，常有手部骨间肌及鱼际肌的萎缩，腱反射可减弱或消失，表现为手部动作迟钝以及持筷、系纽扣、写字等动作感到困难，多数病人自觉无名指及小指麻木。横贯型损伤为胸部以下感觉麻木，严重者可出现大小便功能障碍，痛温觉减弱或消失。

体征：下肢甚至上肢病理征阳性，单侧或双侧皮肤触觉、痛觉减退，甚至痛温觉减弱或消失、大小便功能障碍。

辅助检查：X线、CT可见椎管内区域脊髓受压，MRI可见颈部脊髓长T1、长T2信号改变。

手法治疗

目前此症患者逐渐增多，能够进行保守治疗是他们的一大诉求。但是，此类型做手法治疗时，要慎之又慎，且手法治疗疗程较长，仅有少部分人经过手法治疗可维持症状不明显加重。

交感神经型颈椎病

因颈部交感神经受到直接或间接的压迫或刺激所致，发病率较低。

临床诊断

病史：逐渐起病。

症状：头痛、偏头痛；上肢发凉、发绀、发麻、疼痛；部分患者有心悸、烦躁易怒、恶心、嗳气等症状。

手诊：颈部触诊压痛，肌肉痉挛；触及棘突间隙变窄，颈韧带钝厚。

辅助检查：X线片示颈椎曲度改变，椎体后缘骨质增生，椎间隙或棘间隙变窄，颈韧带钙化，斜位片可见椎间孔变窄或变形，正位片可见钩椎关节增生、变尖、两侧宽窄不等；可做脑血流图、肌电图、心电图、CT等协助诊断。

手法治疗

1. 推按拿捏：患者坐位，医者立于患者背后，单手或双手贴于颈部进行推按拿捏，以缓解痉挛之肌肉（图4-2-21，图4-2-22，图4-2-23，图4-2-24）。

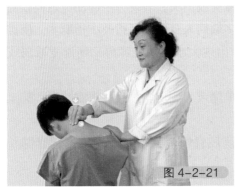

图4-2-21

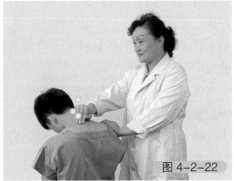

图4-2-22

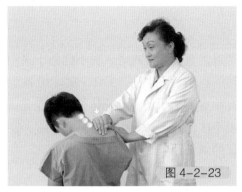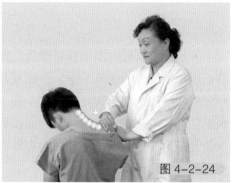

图 4-2-23　　　　　　　　　　　图 4-2-24

2.**拔伸侧转推按**：患者坐位，医者立于患者身后，一助手双手置于双下颌，将颈椎向上拔伸后稳定头部，医生一手拇指复贴在压痛点之棘突旁，向健侧推按，然后在拔伸的同时，将颈部左、右侧转，动作要轻柔缓慢，医者手下颈部松软感，手法即停。一般各方向 2~3 次即可，要视患者耐受情况，不可勉强（图 4-2-25，图 4-2-26，图 4-2-27）。

3.**复贴、点穴**：患者坐位，医者立于背后，单手或双手交替进行八字复贴，按压以疏通经络气血，再辅以点风池、肩井、大椎、天宗、内关等穴（图 4-2-28）。

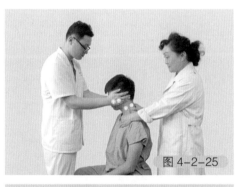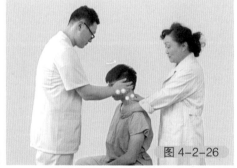

图 4-2-25　　　　　　　　　　　图 4-2-26

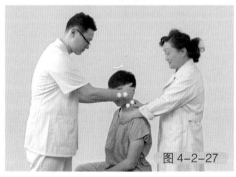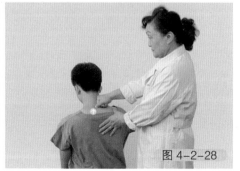

图 4-2-27　　　　　　　　　　　图 4-2-28

临床心得

　　开始手法要轻，不能盲目推扳。患严重强直性脊柱病者，更不能急于采用矫正手法。应先用松解手法，待症状好转后再用矫正手法。3 日 1 次。10 次为一疗程，一般 2 个疗程可好转或痊愈。有些患者治疗后，部分体征虽不能完全恢复正常，但症状可消失。有的通过矫正手法治疗后，不但功能恢复正常，症状也完全消失。手法成功与否均有较明显的指征。

罗氏正骨 颈椎间盘突出症

颈椎间盘由纤维环、髓核和软骨板组成。颈椎间盘共有 6 个，颈 1~2 之间没有椎间盘。它前部较后部为高，维持颈椎的生理前凸，其营养主要靠椎体内血管经软骨板弥散而来。椎间盘的弹性与张力取决于软骨板的通透性和髓核的渗透能力。

当椎间盘发生退行性变时，在外界因素的作用下，导致椎间盘纤维环破裂，髓核组织从破裂之处突出椎管内，引起脊神经根或脊髓受压而出现临床症状。

临床诊断

病史：有外伤者，起病急，颈后部疼痛，休息缓解，活动后症状加重。无外伤者，缘于某种诱因而发病。

症状：颈后部疼痛，休息缓解，活动后症状加重。颈、上肢放射性麻木、酸痛，颈部受累的神经支配区疼痛剧烈。

手诊：颈项部棘突旁压痛，局部肌肉紧张。触及患椎棘突偏歪，触及棘上韧带有剥离感，颈椎生理曲度反向或侧偏歪，颈椎被动活动受限，有放射性疼痛或麻木感。

辅助检查：CT、MRI 可协助诊断。

手法治疗

1. 推拿按贴：患者坐在凳子上，医者立于患者身后，双手交替自上而下，在颈、项、肩部推、拿、按贴，使肌肉尽可能放松（图4-3-1，图 4-3-2，图 4-3-3，图 4-3-4）。

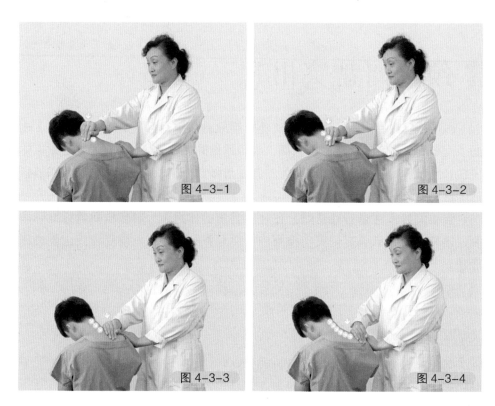

图 4-3-1

图 4-3-2

图 4-3-3

图 4-3-4

2.侧扳法：患者坐在凳子上，医者立于身后，一手放在头顶部，将头推向健侧前方，另一手拇指置于偏歪棘突处，放在头部的手在轻轻推动的情况下，慢慢向前或向突出的一方回旋，直至后仰头，同时置于棘突的拇指向健侧前方适度推，拨偏歪棘突，若拇指下有"咕噜"滑动感即停止手法（图 4-3-5，图 4-3-6，图 4-3-7，图 4-3-8）。

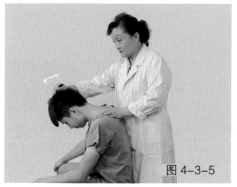

图 4-3-5

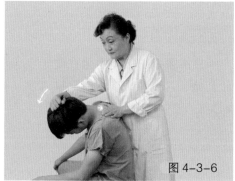

图 4-3-6

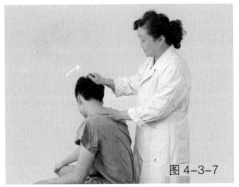

图 4-3-7

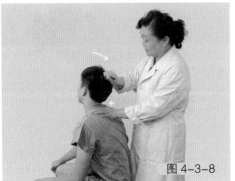

图 4-3-8

3. 坐位拔伸推按：患者坐位，医者站立于身后，一助手将颈部拔伸稳定头部，医者一手拇指深顶在偏歪棘突处压痛点，向健侧前方适度推，同时嘱助手将患者头部稍后仰，当医者手下有感觉时，手法即停止（图 4-3-9，图 4-3-10，图 4-3-11）。

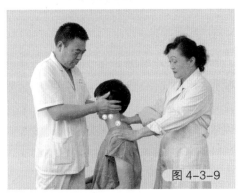

图 4-3-9

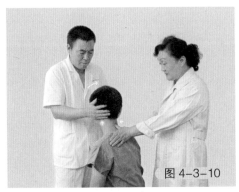

图 4-3-10

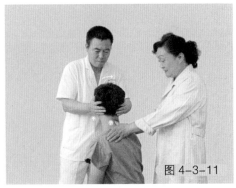

图 4-3-11

4. 提拿按：患者坐位，医者立于背后，双手交替，在颈肩背处拿捏、提起双侧肌肉，以放松两侧肌肉，点肩井、风池、肩髃、合谷等穴（图 4-3-12，图 4-3-13）。

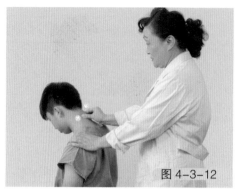

图 4-3-12

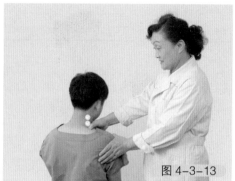

图 4-3-13

临床心得

　　复位时若拇指下有"咕喽"滑动感，即已复位成功。复位后，松解颈肩部紧张的组织。一般手法治疗后即感轻松、舒适，病可除半。陈旧性脱出症，一次复位不成功，可采用多次复位，手法同前。如伴有头痛、头晕、失眠、视力模糊时，可用拇指点压风池、大椎等穴位，手法中等强度，持续4~6秒。手法治疗后头部即感轻松舒适，眼睛明亮。

罗氏正骨 落枕

此病是临床常见病之一，多见于成年人及体力劳动者，因睡眠姿势不妥，枕头过高或过低、过硬，颈部长时间保持一个不良姿势造成，春、冬季易发病。

临床诊断

病史：多有颈部慢性劳损或受寒凉史，如晨起突然感觉颈部疼痛，不能转动，并带动肩部酸痛，动则症状加重。

体征：头部偏向一侧，头部旋转常与上身同时转动。

手诊：颈部肌肉痉挛，有明显压痛点；胸锁乳突肌及肩胛骨内缘，斜方肌紧张压痛。患侧压痛可向肩背部放散；触及颈椎下段曲度改变。

辅助检查：常无明显影像学改变，或生理曲度变直，甚至反弓。

手法治疗

1. 推贴：患者坐位，医者立于患者身后，双手交替在患侧颈、肩部推、按、贴，以松解颈、肩肌肉（图4-4-1，图4-4-2，图4-4-3，图4-4-4）。

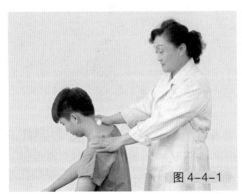

图 4-4-1

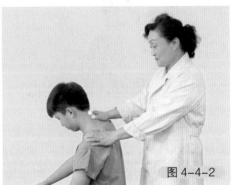

图 4-4-2

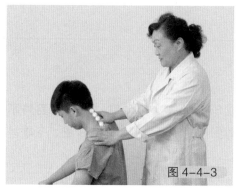

图 4-4-3

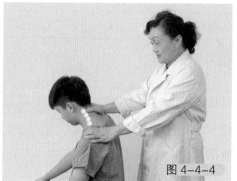

图 4-4-4

2. **拔伸拔按**：患者坐位，一助手将头部向上提拉、拔伸，缓慢旋转至患者感觉痛点，医者立于患者背后，双手拇指按在疼痛痉挛之肌肉处，进行分拨按压，触及弹响及肌肉松弛后，手法即停，可有部分患者有复位响声（图 4-4-5，图 4-4-6，图 4-4-7 ）。

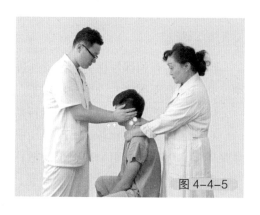

图 4-4-5

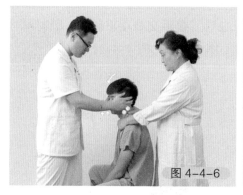

图 4-4-6

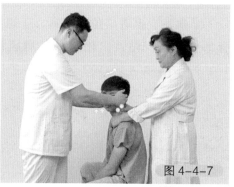

图 4-4-7

3. **捏拿贴按**：患者坐位，医者立于患者背后，单手或双手指捏拿颈项部，一捏一放交替进行，然后在肩胛内缘处进行贴松，使气血畅通（图 4-4-8，图 4-4-9，图 4-4-10，图 4-4-11）。

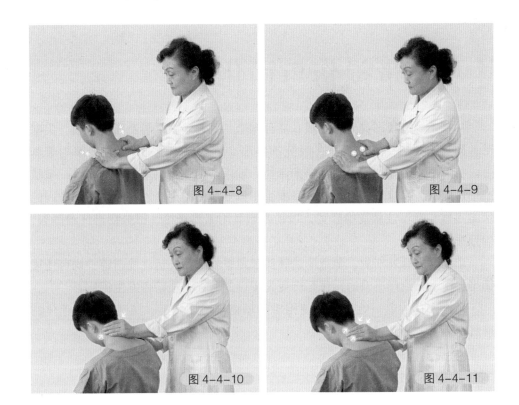

图 4-4-8

图 4-4-9

图 4-4-10

图 4-4-11

临床心得

　　在整个手法操作的过程中，手法应柔和，术者应始终关注患者的感受，并据此对手法的刺激量同步进行微调，以增加疗效。嘱患者禁止做超颈椎自由活动度的被动屈伸、旋转等运动，睡眠时尽量保持不加重症状的睡眠姿势。

罗氏正骨 项韧带损伤与钙化

项韧带为三角形弹力纤维膜，底部向上，附着于枕外隆凸和枕外嵴，尖向下，附着寰椎后结节及颈2~7棘突的尖部，后缘游离而肥厚，斜方肌附着其上。头部由屈变伸，需要项韧带的牵拉。项韧带内钙化可呈分节、棒状、条状或小斑点状，其粗细长短不等，多发生于第6椎间盘退变后方。由于长时间的伏案工作，又不注意变换姿势，项韧带自其附着点牵拉，部分韧带纤维撕裂，导致损伤和劳损。

项韧带易有外伤史，随意的旋转头部或重物挤压、运动撞击等，均可使项韧带损伤，如治疗不及时，也可转变为慢性的劳损，项韧带发生钙化。

颈椎间盘的退行性改变，使相应的项韧带增加负担，加速项韧带钙化的形成。

临床诊断

病史：多有外伤史，或长期伏案工作，日久症状加重。颈部疼痛、酸胀、沉，向肩背部放射。颈椎后伸活动时疼痛减轻，活动时偶伴弹响。

体征：颈椎前屈活动受限，疼痛受限。

手诊：颈项部压痛，肌肉紧张，压痛点多局限，局部触及硬化结节或条索感，肩背部压痛。

辅助检查：病程日久X线片可见钙化影。

手法治疗

1. 推贴揉：患者坐位，医者立于患者背后，以一手扶头部另一手拇指贴在后颈部，推按揉，自上而下，至肩峰部以缓解颈项肩部肌肉，也可双手交替进行（图4-5-1，图4-5-2，图

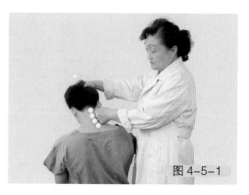

图4-5-1

4-5-3，图 4-5-4，图 4-5-5，图 4-5-6，图 4-5-7，图 4-5-8，图 4-5-9)。

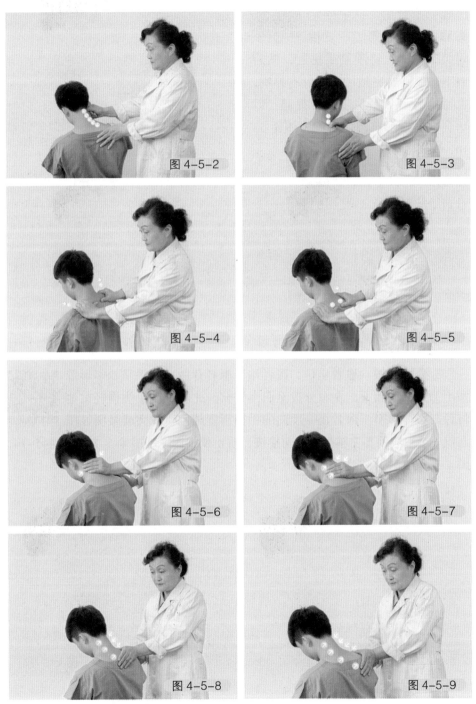

图 4-5-2

图 4-5-3

图 4-5-4

图 4-5-5

图 4-5-6

图 4-5-7

图 4-5-8

图 4-5-9

2.提拿：患者坐位，医者立于背后，一手固定头部，另一手第二、三指间关节屈曲，将项韧带提起，然后放下，放下时突然加力，可有弹响，也可用另一只手将项韧带提起，以达到尽量松解肌肉之目的（图4-5-10，图4-5-11，图4-5-12）。

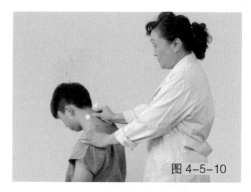

图4-5-10

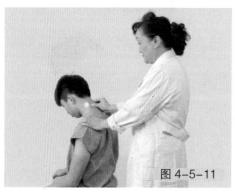

图4-5-11

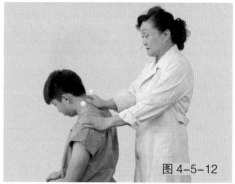

图4-5-12

3.分拨推按：患者坐位，医者站于患者背后，双手呈八字形置颈项部，自上而下，左右分拨至肌肉松软。此时一助手缓慢轻柔地将颈部拔伸牵引，医者用一反向的手拇指置放偏歪棘突或最明显压痛点处（一般颈5~7椎处）向前推按，矫正颈椎曲度（图4-5-13，图4-5-14，图4-5-15，图4-5-16）。

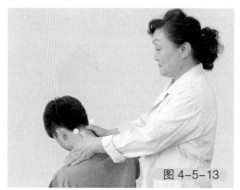

图4-5-13

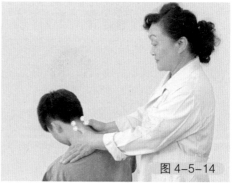

图4-5-14

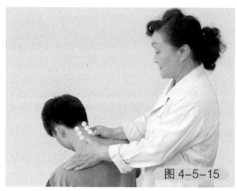

图 4-5-15

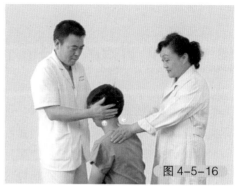

图 4-5-16

4.点按：患者坐位，医者立于背后，点风池、肩井等穴以疏通气血经络（图 4-5-17）。

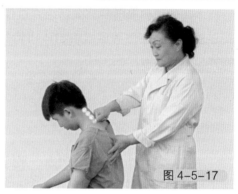

图 4-5-17

临床心得

此病多见于长期从事低头工作者，手法治疗有疏通经络、活血止痛，振奋阳气的作用，可使局部毛细血管扩张，改善血供状态，解除肌肉痉挛，有利于局部炎症的吸收和肿胀消退。但对于有钙化的慢性、长期病例，需进行较长时间的治疗，因为长时间的刺激才可打破慢性病灶的瘢痕包围，使代谢产物及炎症介质得以消除，血供得以改善，使慢性病灶变新鲜病灶而痊愈。

罗氏正骨 胸锁乳突肌损伤

　　胸锁乳突肌为颈部的重要标志，前缘自乳突尖至胸骨头起点内侧，后缘自乳突尖至锁骨头起点外侧。浅层为颈肌膜和浅阔肌所覆盖。

　　胸锁乳突肌双侧同时收缩，使颈后仰，单侧肌肉收缩，可使头屈曲位至本侧，面部转向对侧，头部正常姿势靠两侧肌肉平衡共同维持。

　　本病的损伤多因头部向侧后方过仰所致，比如物体挤压头部，向后侧方仰头过度，或者突然躲避眼前物体扭转头颈，或者颈部受风寒侵袭，枕头过高，物体直接撞击等原因造成。

临床诊断

　　病史：多有外伤或感受风寒，晨起发现。

　　体征：颈椎僵直，旋转侧屈活动受限。

　　手诊：患侧肌肉肿，触及肌束紧张，压痛明显。疼痛可向肩背部放射。

　　辅助检查：X线或其他影像学检查无异常。

手法治疗

　　1.贴按：患者坐位，医者站立于患者背后，术者一手扶住患者头部，另一手拇指贴压在乳突部，顺势在肌肉处自上而下复贴、按压，至肌肉稍松软（图4-6-1，图4-6-2，图4-6-3，图4-6-4）。

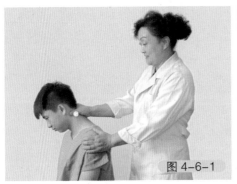

图 4-6-1

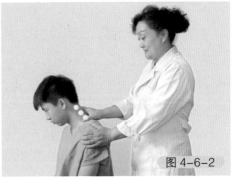

图 4-6-2

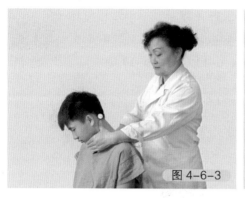

图 4-6-3

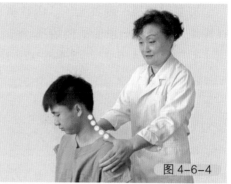

图 4-6-4

2. **拔伸侧转分拨**：患者坐位，医者站立于患者背后，一助手托起双下颌部，将颈椎缓慢轻柔提起向患侧转，医者双手拇指呈八字形置于该肌，左、右手分拨，觉手下有"咕喽"声即停止（图 4-6-5，图 4-6-6，图 4-6-7，图 4-6-8）。

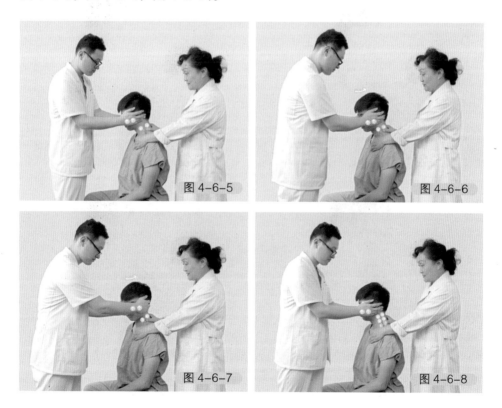

图 4-6-5

图 4-6-6

图 4-6-7

图 4-6-8

3. **复贴按压**：患者坐位，医者站立于患者背后，一手掌根复贴在患侧，按压颈项患侧肌肉数次，疏通气血，缓解疼痛（图4-6-9，图4-6-10，图4-6-11，图4-6-12，图4-6-13，图4-6-14）。

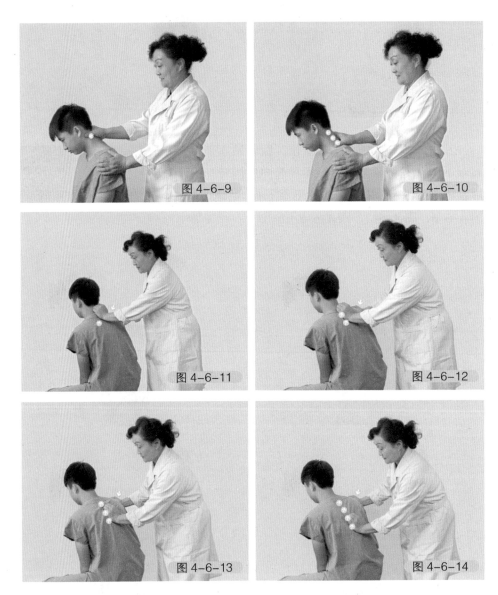

图4-6-9

图4-6-10

图4-6-11

图4-6-12

图4-6-13

图4-6-14

临床心得

当胸锁乳突肌运动时，若牵拉到某段神经分管部位，就会出现短暂的相应症状；当胸锁乳突肌持续牵拉（如睡觉）时，会再度损伤，出现水肿，挤压周围神经（出现麻木症状），从而出现持续症状，如若不能治愈就会复发，或持续出现症状而不能缓解。临床出现单一某种症状者较为少见，多以几种症状同时出现，如上臂麻木、心悸、嗳膈、早搏等，或同时出现两组神经以上症状，如咽喉发紧、吞咽困难、腮腺肿大等。在临床工作中，医师一定要将其与内科疾病相鉴别，以免延误治疗。

罗氏正骨 胸椎小关节紊乱

椎间关节属滑膜关节，由上、下相邻关节突构成，借薄弱的纤维束而加强，关节囊韧带背侧较薄，上关节突从侧面观呈凹面，而从上、下观呈平面，下关节突从侧面观是凸面，上、下观呈平面。胸椎的关节面呈冠状位，近乎垂直，相邻关节之间组成构成关节。

病因：肩、颈、背部前屈或后伸运动过度或做前滚翻运动；肩扛重物时，脊柱的不协调或双手向上举重物用力过猛；患颈椎病史日久，由于肌肉的紧张牵拉，导致上胸椎段的棘突偏歪。

临床诊断

病史：肩、颈、背部前屈或后伸运动过度或作前滚翻运动；或肩扛重物时，脊柱不协调或双手向上举重物用力过猛；或患颈椎病日久，由于肌肉的紧张牵拉，导致上胸椎段的棘突偏歪。

症状：上肩、背部的疼痛，重者含胸体位，不能伸仰；行走、坐车、咳嗽、打喷嚏时牵动颈部活动时加重疼痛；可伴胸闷、心慌、背部酸痛。

手诊：压痛点在棘突间或棘突上；触诊时，患椎及上、下相邻的数个胸椎及棘上，有棘突偏歪，后突感；可触及筋结或浮起滚动的条索结节。

辅助检查：X线片可无异常表现，或可出现胸椎的轻度偏歪。

手法治疗

坐位提拉膝顶法

1. 贴揉：将下颈、肩背部肌肉的僵硬感松解开（图4-7-1，图4-7-2，图4-7-3，图4-7-4，图4-7-5，图4-7-6）。

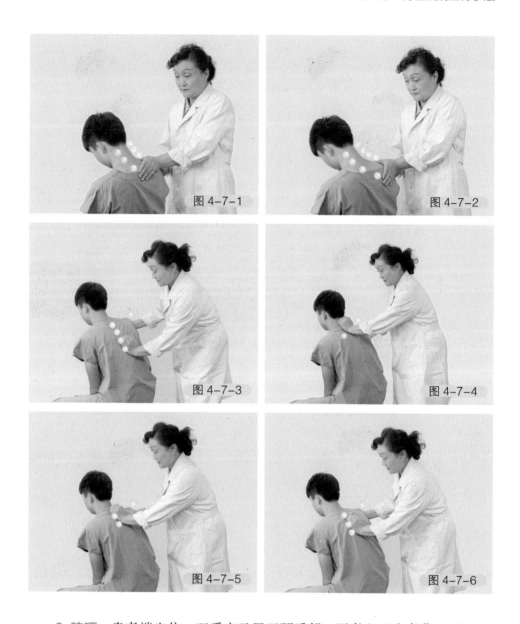

图 4-7-1　　　　　　　　　　图 4-7-2

图 4-7-3　　　　　　　　　　图 4-7-4

图 4-7-5　　　　　　　　　　图 4-7-6

2. 膝顶：患者端坐位，双手交叉置于颈后部，医者立于患者背后，一腿屈膝放置于患突部位，医者双手自患者双肩前部绕至后部，托住肩关节，缓缓向上提拉脊柱，向上提拉肩部膝下有感觉时，将上胸椎、肩紧贴膝部后仰伸，头尽量向上抬，眼观屋顶，嘱患者深吐气，此时，膝下有响声即以复平位，患者双手放在近体两侧或放在大腿上（图 4-7-7，图 4-7-8，图 4-7-9）。

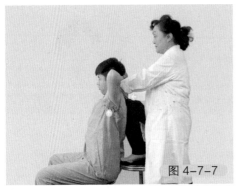

图 4-7-7

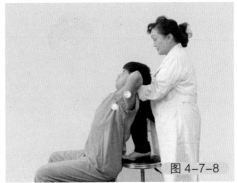

图 4-7-8

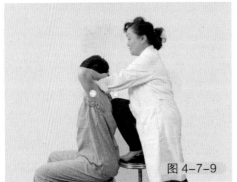

图 4-7-9

3.掌松：双手拇指或
掌根复贴捋顺肌肉、筋膜，
疏通矫正后的气血以加强
疗效（图 4-7-10，图 4-7-11）。

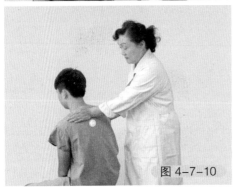

图 4-7-10

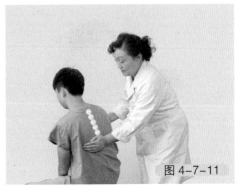

图 4-7-11

临床心得

　　胸椎小关节紊乱属于中医学"骨错缝"的范畴，虽然病位在脊柱，但与脊柱周围的肌肉、韧带、肌腱有重要关系。周围的肌肉筋膜受伤或劳损，使胸椎在力学上失去平衡，打破原有的稳定，而致小关节紊乱。手法治疗方面，松解手法可缓解脊柱周围的肌肉痉挛，膝顶手法能够从根本上治疗胸椎小关节紊乱，因此，松解手法结合膝顶法能很好地解决脊柱内外失衡问题，降低复发率。

罗氏正骨 急性腰扭伤

腰部的主要肌肉，按其解剖位置和作用，大致可分为背侧组、前侧组和外侧组。

背侧肌可分为三层：浅：背阔肌；中：骶棘肌；深：多裂肌、迴旋肌。

外侧肌：腰方肌。

前侧肌：腹内、外斜肌，腹直肌，腰大肌。

这些肌肉共同协调动作，维持着腰部的屈、伸、旋转活动。

腰扭伤还包括韧带的损伤。腰部的主要韧带有前纵韧带、后纵韧带、黄韧带、棘间韧带、棘上韧带、横突间韧带及脊椎各关节囊韧带。临床常见的韧带损伤是棘上韧带、棘间韧带和髂腰韧带。

弯腰搬取重物，由于搬重物时超出了脊柱弯曲的负荷，骶棘肌处于较松弛状态，韧带无骶棘肌的保护，易造成棘上韧带损伤，使棘上韧带的部分纤维撕裂。患者可自觉有突然响声，腰部似"折断"的感觉，剧烈疼痛，弯曲时痛加剧，背伸时可减轻疼痛。而棘间韧带的损伤，多见于骶部，有时往往合并腰椎间盘突出症。

临床诊断

症状：腰椎骶部有撕裂感，剧痛，活动受限。

手诊：棘上或棘间韧带处压痛明显，棘突间隙可加大。

拇指横向触摸，可"吱吱""沙沙"作响，或呈条索状滚动、漂浮之感，伴酸、胀、麻痛。

辅助检查：一般肌肉、韧带损伤者，X线片无异常改变，如有断裂者，棘突间距离可加大。

手法治疗

坐位或者俯卧位均可。

1.贴：双拇指呈人字贴压在脊柱上，从上至下贴压数次

（图 4-8-1，图 4-8-2 ）。

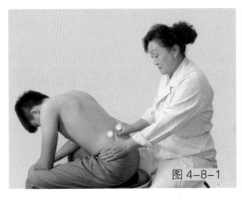
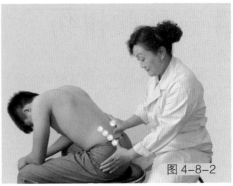

2.拨：棘上韧带损伤者，用双手分拨漂浮之条索物，至手下无剥离感，一般数次即可（图 4-8-3，图 4-8-4，图 4-8-5 ）。

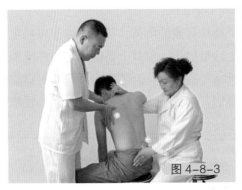
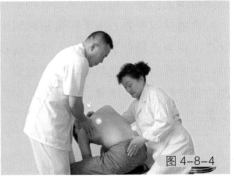

3.顺：用掌根或双拇指于鱼际肌处顺滑下压，使其气血温通（图 4-8-6 ）。

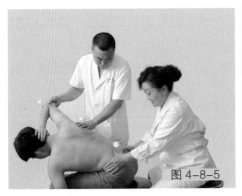
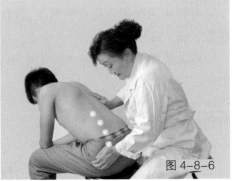

临床心得

　　急性腰扭伤在中医称之为"闪腰岔气"。手法治疗对本病有显著疗效，可促进炎症的消散和吸收，加速血液循环，消肿祛瘀，解除肌肉痉挛，达到"顺筋"的目的。施术时，患者必须保持良好体位，且腰部始终处于"被动放松动态"，如果患者腰痛剧烈，或因恐惧产生抵抗，则会导致施术难以进行。若强行施术，则可使病情进一步加重。

罗氏正骨 第三腰椎横突综合征

腰椎横突位于两侧，无骨性组织保护。而第 3 腰椎横突是腰椎生理前凸的顶点，承受牵拉应力较大，是 5 个腰椎体活动的中心。由于横突上附着的肌肉易发生牵拉损伤，局部组织产生炎性肿胀，充血，或局部气血瘀阻等变化，劳损机会多，导致了腰骶臀部疼痛，或骶棘肌痉挛。

临床诊断

病史：半数以上患者有轻重不等的腰部外伤史，多见于体力劳动者。

症状：腰痛或弥漫性的腰、臀痛，或向大腿后侧扩散痛，痛多不过膝；或夜间翻身困难，晨起或腰前屈疼痛加重，不能走远路；或因腹部压力增高（如咳嗽、排便）而疼痛增加。

体征：直腿抬高呈阳性，但直腿抬高加强试验呈阴性，无神经根受累症状。

手诊：第三腰椎横突尖端有明显的局限性压痛，痛点固定；手下可体会到一纤维性中高硬度结节。

辅助检查：X 线片示腰椎第三横突较长或肥大，也有一部分患者影像学检查无明显异常。

手法治疗

1.贴：患者俯卧，医者自腰 1 骶部，双手掌或手指自上而下，揉、贴、拿至肌肉松软（图 4-9-1，图 4-9-2，图 4-9-3，图 4-9-4，图 4-9-5，图 4-9-6）。

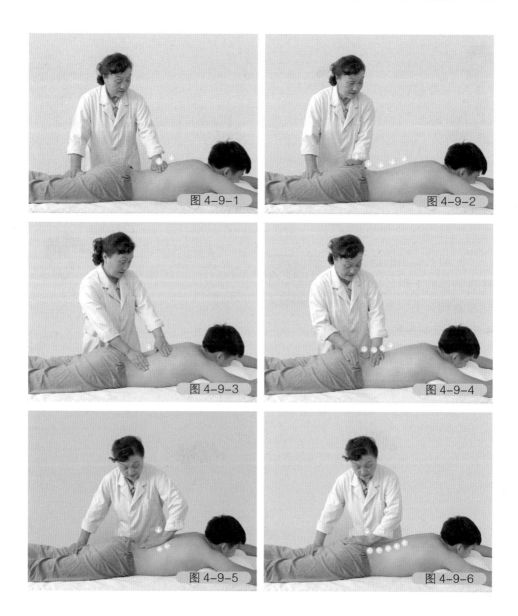

图 4-9-1　图 4-9-2

图 4-9-3　图 4-9-4

图 4-9-5　图 4-9-6

2.牵：患者俯卧位，一助手牵患侧踝部，必要时另一助手行对抗牵拉，医者双拇指腹贴在患处腰 3 横突尖端硬结节处进行拨推数次，时间不宜长（图 4-9-7，图 4-9-8）。

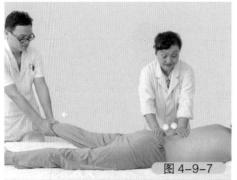
图 4-9-7

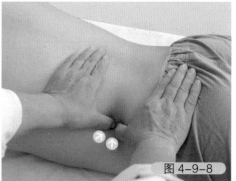
图 4-9-8

3.顺：运用推挤顺压手法自腰部向下顺至踝处，使气血通畅，上、下贯通（图4-9-9，图4-9-10，图4-9-11）。

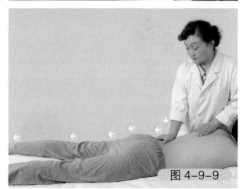
图 4-9-9

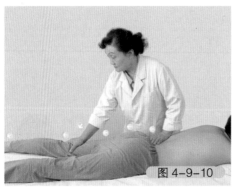
图 4-9-10

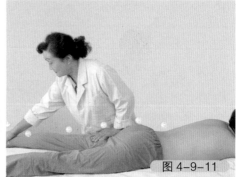
图 4-9-11

🔲 临床心得

　　手法治疗此病的核心在于，通过弹拨分筋、理筋，加上伏贴、推按，将紧张或痉挛的肌肉充分拉长，从而解除其紧张痉挛，加速局部循环，使局部温度升高，促进无菌性炎症渗出、吸收及充血消散。点压病变局部，可提高局部组织的痛阈，能起到镇痛与调节平衡的作用，使肌肉间不协调的力学关系得到改善，恢复人体正常的重心稳定性。

罗氏正骨 腰椎间盘突出症

腰椎间盘在发生不同程度的退变后，在某种外力作用的情况下，可使纤维环部分或全部破坏，有的连同髓核一并向外突出，这时就失去了椎间力的平衡，造成棘突偏歪，同时突出物压迫了神经根，引起腰腿疼痛等一系列的临床症状。

人们在日常生活中，由于腰部活动范围较大，而又承受着腰部以上的力量，腰椎间盘负荷较重，当椎间盘受到多次反复的长期轻度损伤后，即能引起椎间盘退行性变。30 岁后，髓核的液体含量减少，髓核的纤维网和黏液样基质逐渐被纤维组织和软骨组织代替，尤其是脊柱负重最大的部分改变最明显。髓核不断的纤维化和失水，可使椎间隙变窄。但中央型椎间盘突出症 CT 扫描显示纤维环的破坏范围较大，不仅后纵韧带与侧韧带间隙纤维环逸出而压迫坐骨神经，而且破坏的髓核随着纤维环破裂大部逸出，超出椎体的两侧及突向椎间孔，造成椎间隙变窄，有的可造成双下肢放射性麻木、疼痛。

腰椎间盘突出症是骨伤科临床上的常见病，由于室内工作锻炼机会较少的办公人员增加，近年来发病率逐步升高。此病直接影响着患者的生活和工作，给患者及家庭人员带来很大的痛苦。

临床诊断

病史：病因各异的外伤史和反复发作的腰腿痛病史。

症状：腰部持续性钝痛，平卧减轻，站立加重；下肢放射痛，腰部至大腿部及小腿后侧的放射性刺激痛或麻木感，可达足底部，重者多伴麻木感；喜欢屈腰、屈髋、屈膝位侧卧，或行走呈跛行状态。

体征：直腿抬高试验阳性。病程久时，可出现肌力减退，甚至肌肉萎缩，受累神支配压感觉异常，双下肢不等长。感觉障碍：被挤压的神经根支配区域有感觉障碍，如痛觉、触觉、温度觉障碍等。运动障碍：受侵神经根支配压肌肉功能受限。如：腰 4~5 椎间盘突出压迫第 5 神经根，导致趾背伸力减弱；腰 5~ 骶 1 椎间盘突出压迫骶神经根，常不能单用患侧足尖着地站立。

辅助检查：CT、MRI 可协助诊断。

手法治疗

1. 松：患者俯卧位，医者立于患侧，双手掌根放至腰部，自上而下至坐骨部，推拿揉按至肌肉松软，或皮肤温度稍有改变（图 4-10-1，图 4-10-2）。

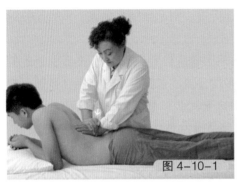 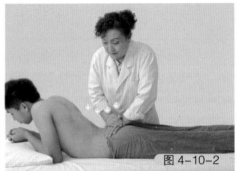

图 4-10-1　　　　图 4-10-2

2. 扳压推按

① 俯卧侧扳：体位同上，以棘突侧偏为例。医者站患侧一方，一手放在健侧肩部，另一手放在突出部位的棘突旁，用肘部、掌根部位或拇指紧紧顶住棘突向健侧推的同时，放在健侧肩部的手相对用力推扳。脊柱不伴后凸畸形者，患者上身不要回旋，以患者的耐受力度为准，不要过度矫正。扳住维持稳定 1 分钟左右，如手下感腰部滑动有"咕喽""咕咚"声响，即已复位。如一次没有复位，还原后再扳 1 次，此法适用于腰椎生理曲度侧弯改变型，手法要由轻到重，不可用力过猛，更不可暴力扳，要医患配合协调（图 4-10-3，图 4-10-4）。

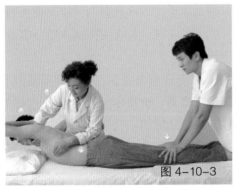 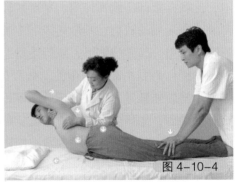

图 4-10-3　　　　图 4-10-4

②手肘压法：患者体位同上，在松解法之后，用前臂平面近鹰
嘴处，放患椎两棘突间下压，由轻到重，由上而下，以能耐受为度，
每次重压 1 分钟后，松解 1 次患部的周围，重者可连续施压 3 次，
患椎重点压，上、下相邻椎可轻压。病程久者可在一助手双踝牵引力的同时
给腰部加压。如脊柱后突畸形同时伴侧弯的，可复用侧扳复位法（图 4-10-5，
图 4-10-6）。

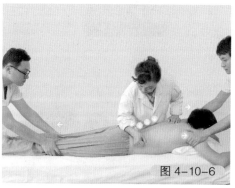

图 4-10-5　　　　　　　　　　　　　　　　　　　　图 4-10-6

③旋转推按矫正法：患者坐位，手扶头后侧，医者一手从患者
患侧的腋下穿过，经过后颈部，用手把住患者健侧颈肩部，此时嘱
患者向健侧前方弯腰，放松肌筋。医生的另一手拇指或掌根部顶推
在偏歪的棘突。接着，医者放在颈肩部的手，在椎体边缘相对定位时大回环
旋转，同时用放在棘突的手用力推偏歪的棘突，进行拨正。旋转至患侧后方
时，医生的两手形成对抗性的用力推扳，至腰椎后伸仰位算 1 次。视病情可
连续施法 4 次，推棘突的手，如有
"咕喽"或滑动感时，既达治疗目
的。但只能向患侧旋转，不可再度
向健侧旋转，否则双向旋转，可能
会给患者增添不必要的损伤，延迟
恢复时间，甚至加重病情。此法忌
用于腰椎生理曲度变直、后凸伴侧
弯、风湿性脊柱畸形者（图 4-10-7，
图 4-10-8，图 4-10-9，图 4-10-10，
图 4-10-11）。

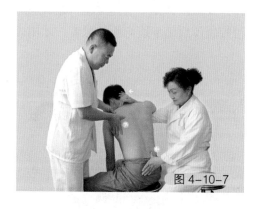

图 4-10-7

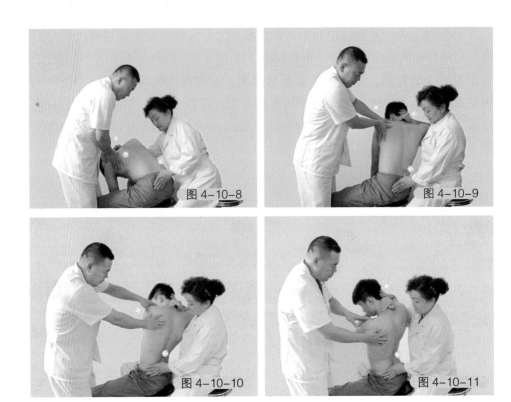

图 4-10-8　　　图 4-10-9　　　图 4-10-10　　　图 4-10-11

④坐位屈伸法：患者坐在治疗床上，两腿伸直，双腿并拢，足尖等齐，双手略向前平伸。嘱患者放松肌筋，医者站在患者身后，双手复贴患者的双肩背部向前推动上身，来回晃动3~4次。也可由一助手牵拉患者双手和医者动作协调配合，屈伸来回晃动上身，但不能用力过猛，要缓慢操作。身体虚弱、心脏病、高血压患者慎用。只有腰椎间盘突出症治疗复位后仍不能弯腰的患者，才用此法（图 4-10-12，图 4-10-13）。

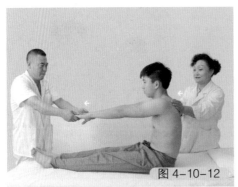

图 4-10-12

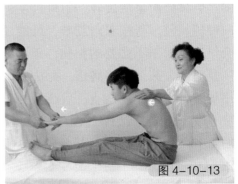

图 4-10-13

3. 点压法：患者体位同上，医者双手掌在腰至患肢，按压拿捏以疏通矫正气血后，点压环跳、承扶、殷门、风市、委中、承山、昆仑、太溪穴，反复3次即可结束治疗（4-10-14，图4-10-15，图4-10-16，图4-10-17，图4-10-18）。

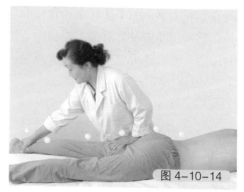

图 4-10-14

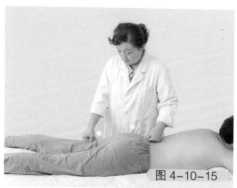

图 4-10-15

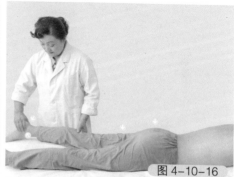

图 4-10-16

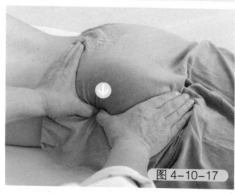

图 4-10-17

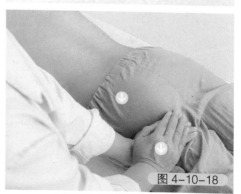

图 4-10-18

临床心得

　　绝大多数腰椎间盘突出症患者通过非手术疗法治疗后可以使症状缓解，仅有极少部分的患者需要采用手术治疗。正骨手法的机制是通过松动发病部位的上下关节，纠正椎间关节紊乱，使关节间对合关系得到恢复，同时使病变椎间盘及受压的神经根产生移位，减轻神经根机械压迫，降低张力，从而调整椎间盘在空间力学上的平衡状态和脊柱顺应性，恢复脊柱生理功能平衡。正骨手法是在腧穴、筋肉及骨骼的不同层面上进行治疗，不仅起到复位筋骨、疏通经络的作用，而且还可以达到解除或减轻机械压迫松解粘连的效果。

罗氏正骨 腰椎管狭窄症

腰椎管狭窄症是指构成椎管的骨性组织或软组织，由于先天性发育的原因或后天性退变的各种因素，造成椎管、神经、椎间孔的变形或狭窄，刺激马尾神经或神经根而引起相关症状的综合征。它可以由骨的变化，如腰椎骨质增生、小关节突肥大等，也可以由软组织的改变，如椎间盘后突、黄韧带肥厚等引起。腰椎管狭窄症属中医腰腿痹痛范畴，由于先天肾气不足，劳役伤肾等内在原因，以及反复遭受外伤和风、寒、湿、邪侵袭等外在因素，导致气血凝滞、经络痹阻出现腰腿痛。

临床诊断

病史：部分患者有外伤史，也可无外伤史。

症状：腰痛、腿痛，间歇跛行，休息后缓解；腰痛点多不固定，常强迫于腰椎前屈位姿势；腰腿疼痛麻木；不能久站、久走。（患者症状之间各有差异）

体征：直腿抬高试验多呈阴性；部分患者可出现下肢肌萎缩；跟腱反射消失，膝腱反射无变化。（患者体征之间各有差异）

手诊：腰椎生理曲度反向后突，椎间隙狭窄，棘突变肥大，肌肉痉挛。

辅助检查：腰椎 CT、MRI 可协助诊断。

手法治疗

1. 松：患者俯卧位，医者立于患侧，双手在腰骶部自上而下揉、推、拿捏至肌肉松软（图 4-11-1，图 4-11-2）。

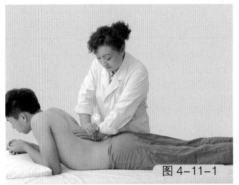

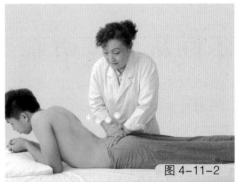

图 4-11-1

图 4-11-2

2. 俯卧牵腿掌压法：患者俯卧，一助手双手固定双腋下，另一助手牵踝，上、下二助手相对抗牵引，医者双手掌根置于棘突间，自腰上段起按压至腰骶部，按压时要有弹性，不可暴力（图 4-11-3，图 4-11-4）。

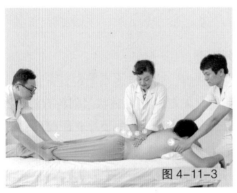

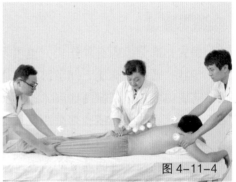

图 4-11-3

图 4-11-4

3. 点穴：医者用双手拇指或肘部点环跳、风市、委中、承山、涌泉（图4-11-5）。

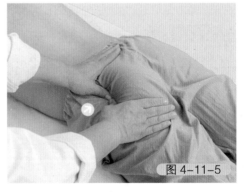

图 4-11-5

🔲🔲 临床心得

手法可以改善病变部位的血液循环，使致痛性代谢产物得到清除，从而使腰腿痛的症状得到缓解。而手法治疗退变性腰椎管狭窄症的关键在于解除致压因素松解其受压的硬脊膜囊及神经根组织，减轻炎性介质释放。手法可以改善其椎管内外各组织的血液循环，特别是神经组织的血液供应，充分松解脊间与脊旁软组织痉挛，调理脊柱小关节及椎间关系，改善腰椎正常生理曲度，恢复脊柱内外生物力学平衡，最终达到临床治愈的效果。

腰椎骨质增生

腰椎是骨质增生的好发部位，主要与腰椎的解剖特点、活动度大及负荷重有关，随年龄而增加，症状轻重不一，症状的严重程度与退变的程度不符，轻微扭伤、过度劳累、搬运重物或偶然的无意识腰部不协调动作皆可引起本病发作。急性发作时症状加剧，也可活动困难，卧床不起。大多数腰椎骨质增生的患者可以长期没有症状。

本病多见于中老年人，是一种生理性保护性改变，可以通过增生来达到脊柱的稳定与内在平衡。它主要是关节软骨的变性，椎体和椎间关节的软骨退变后，失去正常的弹性，使软骨受到损伤。由于机体的代偿机能，在椎体软骨的边缘，关节囊和韧带的附着处，出现新骨增生，形成骨赘，严重情况可两椎体间搭成骨桥。椎间隙不规则狭窄，椎间孔的上、下径变小，上、下临近的关节突移位，继发椎间孔横径变小，从而产生神经根压迫症状。

由于椎体前缘受压程度较大，而后缘压力较小，故上位椎体前下缘与下位椎体前上缘的骨赘形成较多。

临床诊断

病史：有腰椎前屈、搬重物、床垫过软、长期坐姿不正确，或感受风寒之诱因。

症状：腰骶酸痛、僵硬，并在晨起时加重，稍加活动后减轻，过度活动后疼痛加重；天气变化和潮湿使疼痛加重；腰背、骶部有沉重感，不灵活，夜间翻身困难。也可是突发的腰骶酸痛、沉重、发紧，并向下肢放射。

体征：腰椎生理曲度变形反向或侧弯，部分呈圆背形，腰椎各项活动受限。

手诊：腰背部至下肢皮肤温度降低，肌肉紧张僵硬。腰骶部压痛广泛呈片状分布，上、下椎间隙宽窄不等。患侧下肢疼痛，但程度与坐骨神经疾病不同。

辅助检查：X线片可协助诊断，可见椎体边缘变尖和大小不等的骨赘形成。

手法治疗

1.松：患者俯卧位，医者立于患侧，双手掌根贴压在腰骶，自上而下推、拿、按、揉至肌肉稍松，皮温温热（图4-12-1，图4-12-2）。

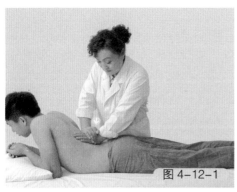

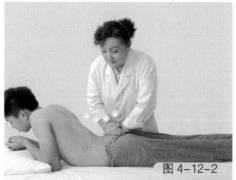

图4-12-1 图4-12-2

2.牵：患者体位同上，助手牵踝部，以减少椎间盘内在压力，缓解肌肉痉挛，同时，医者用掌或掌根自上而下，顺压腰骶及两侧髂嵴，以改善生理曲度（图4-12-3，图4-12-4）。

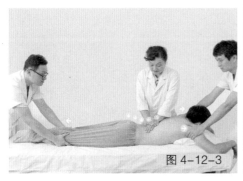

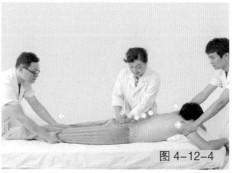

图4-12-3 图4-12-4

3.点：体位同上，医者用手掌按压，选点环跳、承扶、殷门、委中、风市、承山、涌泉、昆仑、太溪等穴。

临床心得

骨质增生如果不压迫脊髓、神经根、血管等组织，是不会产生症状的。但是，由于X线、CT等辅助检查的普及应用，腰椎骨质增生几乎成了老年人的通病，而"增生"合并"筋结"引起的临床症状往往被忽视，在从事手法治疗的临床研究中，发现"筋骨同病"在骨质增生症中相当普遍，采用"骨病治筋"方法，同样可以治疗骨质增生症。

罗氏正骨 臀上皮神经卡压综合征

臀上皮神经来自腰 1~3 后外侧支，在髂嵴上缘与骶棘肌外缘相交点外 20mm 的范围内，是臀上皮神经比较集中通过的部位。

臀上皮神经在越过髂嵴进入臀部时，从由骶棘肌及腰背筋膜在髂嵴上缘附着处形成的扁圆形、骨纤维性管穿过。但如果此管变形、缩短或腰部扭伤时，会产生牵拉损伤，严重者产生的疼痛及活动受限将影响患者的生活、工作质量，痛苦不堪。

临床诊断

病史：大多有扭伤史，搬重物压力大，或从高处跳下蹲伤史。

症状：患腰骶、髋部疼痛，常以患侧手臂扶持髋部行走；急性期呈撕裂样疼痛，还可伴有下肢一条线样牵拉痛，痛不过膝；弯腰取物，起坐困难，腰背向健侧扭转活动均受限；日久患侧下肢有无力感。

体征：患侧骶髂部及髂嵴下（骨边穴区域）压痛；腰椎前屈位，健侧屈动作受限；腰骶部不能直立。

手诊：髋部压痛、酸胀、麻木，向患侧下肢放射，多不过膝；损伤日久，可触及一较粗，触之钝厚，范围活动不大之条索结。

辅助检查：X 线片常无明显异常。

手法治疗

1. 推贴按松：患者端坐位，两脚分开与肩同宽，双手扶膝，医者坐于患者背后，双手掌根贴在患侧腰骶、臀，进行推、贴、揉，手法要轻，至臀部肌肉微温热（图 4-13-1，图 4-13-2）。

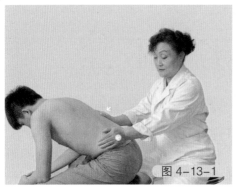
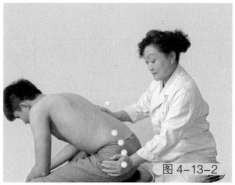

图 4-13-1 图 4-13-2

2. 推拨：医患继前体位，医者一手拇指触摸到滚动凸起之结节后，向上推，另一手拇指顺其凸起之物，左右横向按压，顺于槽内，手下有感觉或有松软感即停，力度由轻到重（图 4-13-3，图 4-13-4，图 4-13-5，图 4-13-6）。

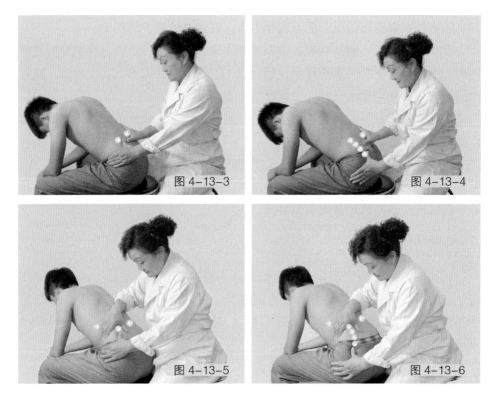

图 4-13-3 图 4-13-4

图 4-13-5 图 4-13-6

3. 拿按：医患继前体位，医者双手在腰骶至髂嵴至大转子处揉、按、贴，以疏通血脉经络（图 4-13-7，图 4-13-8）。

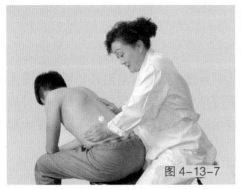 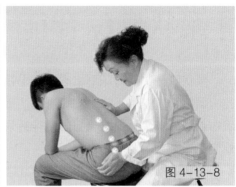

图 4-13-7　　　　　　　　　　　　图 4-13-8

临床心得

在临床上进行脊柱推拿手法治疗后，髂棘的压痛点消除比较快，可能是手法治疗导致其局部痛阈阈值升高有关。据临床观察，臀上皮神经卡压综合征存在双卡的病理机制，脊柱的后关节紊乱也可能造成了上位的卡压。不管卡压位置在何处，手法治疗可以改善胸腰筋膜的紧张度，对各个可能存在的卡压点的解除效果都十分直接而且明显。

罗氏正骨 梨状肌综合征

梨状肌是臀部的深部肌肉，在小骨盆的后壁。从骶椎前面开始穿出坐骨大孔，而将其分成梨状肌上孔和下孔，止于股骨大转子，是髋关节深部 6 块外旋肌中最浅的一块，是唯一与坐骨神经紧密相关的深部肌肉，它的作用是使大腿外旋。

梨状肌损伤后，局部充血水肿或痉挛，如反复损伤可导致梨状肌肥厚，直接压迫坐骨神经而出现梨状肌综合征。若梨状肌与坐骨神经的解剖关系发生变异，也可导致坐骨神经受压迫或刺激而产生梨状肌综合征。

临床诊断

病史：大部分有外伤史，如闪、扭、跨越、肩扛重物下蹲、负重行走等诱因，或慢性劳损史，部分患者有夜间受凉史。

症状：臀部疼痛，可向患侧下肢放射，自感疼痛位置在深部；疼痛性质呈刀割样，或呈烧灼感，双腿屈曲困难；夜不能眠，腹部压力增大时，患侧下肢窜痛感加重；患者自觉患肢变短，行走跛行。

体征：直腿抬高试验 < 60° 阳性，> 60° 后疼痛反而减轻；梨状肌紧张试验阳性。

手诊：梨状肌处压痛明显，手下触及钝厚粗条束感，病程久时可局部变硬块；按之向患者下肢的后侧和外侧放射，偶有小腿外侧麻木。

手法治疗

1.复贴：患者俯卧位，医者站立患侧，医者双手掌根部放置于臀部，按、压、贴、揉，力度由轻渐重，至臀部肌肉皮肤微温热，时间视病情而定（图 4-14-1，图 4-14-2，图 4-14-3，图 4-14-4）。

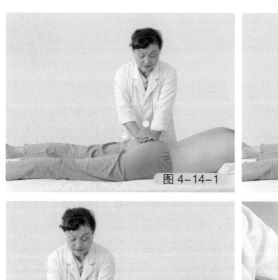

图 4-14-1

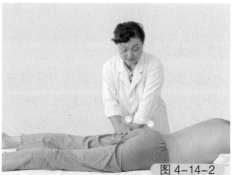

图 4-14-2

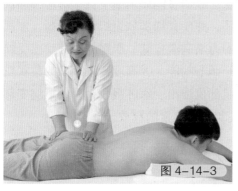

图 4-14-3

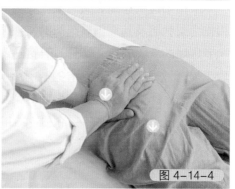

图 4-14-4

　　2. 掌拨按：体位同上，医者用单或双手拇指腹压在梨状肌处，垂直深按，沿梨状肌走形分拨，顺压隆起部位，次数不宜多（图 4-14-5，图 4-14-6）。

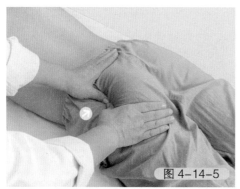

图 4-14-5

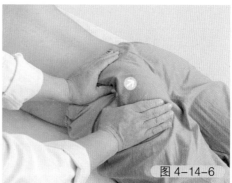

图 4-14-6

3. 点穴：体位同上，点环跳、坐骨部、承山、足三里等穴位。

临床心得

梨状肌上、下缘、前面与许多神经、血管相邻。在某种姿势情况下，例如下肢过度伸展、屈曲、旋转、蹲下、起坐、扛重物等皆可造成急性梨状肌损伤，使该肌发生紧张、痉挛、充血、水肿等变化以致梨状肌上孔或下孔处狭窄，从而使通过梨状肌孔的坐骨神经受压或牵拉并产生相应的干性坐骨神经痛的临床症状和体征。

采用手法治疗能在短时取得较为满意疗效的可能原因如下：①增加或加快损伤之梨状肌及其周围软组织的血液循环，并使其局部软组织温度升高，加速病变区域的新陈代谢。②通过直接适当的力学刺激皮肤、肌腱、肌筋膜感受器后，提高了疼痛部位软组织的痛阈及神经调节功能。③高度紧张痉挛的梨状肌得以舒张。④促进了因损伤引起的梨状肌部位渗出、水肿吸收，降低了病变部位致痛性炎性介质诸如 5-羟色胺、组胺和前列腺素的释放。

骶髂关节扭伤

腰骶部由 5 个骶椎融合而成，是三角形弯曲的骨，骶骨底上连第 5 腰椎椎体，骶骨尖下接尾骨，骶尾的后面骨面粗糙，在骶尾正中有一骶中嵴，由第 1~4 骶椎棘突连接而成，第 5 骶椎借韧带与尾骨相连。

骶尾的两侧有耳状关节面，与髂骨形成骶髂关节，躯干重力由此向下肢传导。

在日常活动与工作时用力不平衡，可使一侧骶髂关节发生急性损伤，也可出现反复扭伤，而成慢性劳损。

临床诊断

病史：多有搬重物斜扭身、闪伤史。

症状：一侧腰骶疼痛，弯腰困难，行走困难，健侧肢体负重，患侧肢体保持屈髋屈膝位；坐位时患侧不敢负重，坐不直，常以健侧坐骨部着力；夜间翻身困难，会引疼痛，影响睡眠。

体征：骨盆分离试验阳性；旋腰试验阳性。

手诊：腰骶部骶髂关节处压痛，触及条索及横贯性疼痛；慢性损伤可触及硬性条束状，有挡手感，按之有弹性；腰椎不同程度的侧弯，侧凸向健侧，伴腰肌紧张。

辅助检查：X 线片检查常无特殊改变，慢性损伤或劳损，可有骨性关节尖改变，关节边缘骨密度增加。

手法治疗

1.复贴松：患者俯卧，医者双手拇指加掌根部交替使用，顺压复贴推按至腰骶部松软（图 4-15-1，图 4-15-2）。

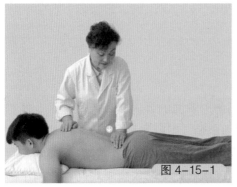

图 4-15-1

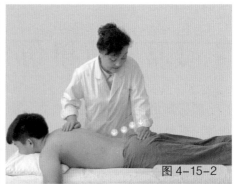

图 4-15-2

2.**坐位旋转**：腰椎侧弯者，采用坐位旋转推按法，即患者坐位脊柱稍前倾，医者一手从患者患侧腋下穿过，经过后颈部，用手把住患者健侧的肩部，此时嘱患者向健侧前方弯腰、放松，医者另一手掌根部或拇指顶在患处推按，医者双手交叉用力，助手辅助维持患者旋转体位，医者手下有感觉或有"咕噜"声响即停（图4-15-3，图4-15-4，3-16-5）。

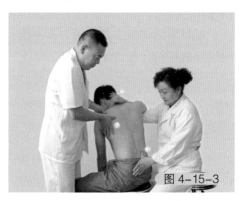

图 4-15-3

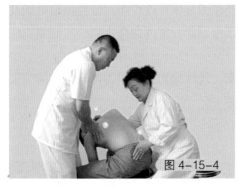

图 4-15-4

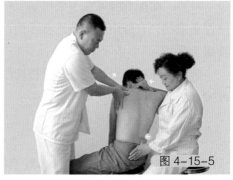

图 4-15-5

3.**拔推**：患者坐位，医者坐于患者身后，嘱患者上身向患侧侧偏，医者双手呈八字形放置于压痛之条索处向两侧拔推，手下有感觉，手法即停，要求手法柔和忌暴力（图4-15-6，图4-15-7，图4-15-8，图4-15-9）。

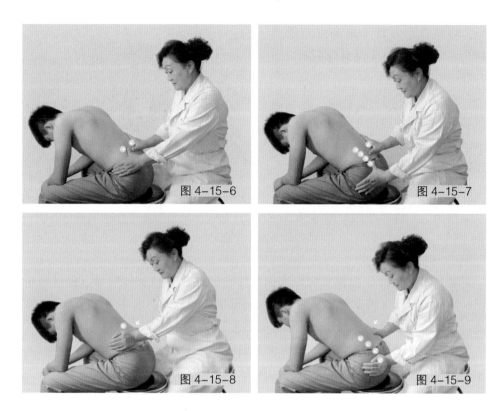

4.**点按散瘀**：患者俯卧位，医者双手在腰骶患侧推拿、按、贴，以活血化瘀、疏经止痛（图 4-15-10，图 4-15-11）。

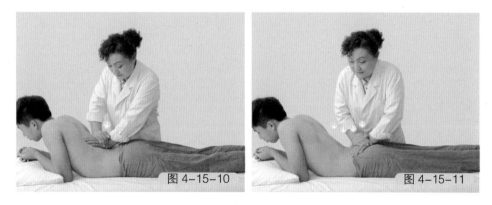

5.**点穴**：环跳、委中、昆仑、太溪。

环跳：于大转子最高点与骶管裂孔连线的中外 1/3 交点处取穴（图 4-15-12）。

委中：于腘横纹中点，股二头肌腱与半腱肌肌腱的中间处取穴。

昆仑：外踝后方，于外踝尖与跟腱之间的凹陷处取穴。

太溪：位于足内侧，于内踝后方与脚跟骨筋腱之间的凹陷处取穴。

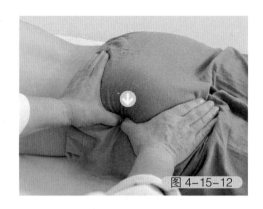

图 4-15-12

临床心得

通过手法治疗，使髂骨向原来引起错位的相反方向旋转移动，松解软组织，恢复关节正常解剖位，从而减轻对局部组织的刺激，使疼痛缓解，功能恢复。手法治疗步骤简单，针对性强，有效地提高了治愈率。

此外，手法治疗骶髂关节扭伤比常规的休息、理疗和药物治疗疗效明显，尤其可以缩短病程、减轻痛苦、降低费用。

罗氏正骨 骶髂关节错缝

骶髂关节由骶骨和髂骨的耳状关节面构成，为凹凸不平，互相嵌插的有软骨覆盖的关节面，有滑膜附着，两参差不齐的关节面相互交错，藉以稳定关节，周围有坚强的骨间韧带和髂腰韧带、骶结节韧带和骶棘韧带。关节能上、下、前后运动及少许旋转，属于一种微动关节，是人体躯干向下肢传递重量与支撑的关节。双足及两侧坐骨结节所受的外力，也必须通过骶髂关节才能传到躯干。

骶髂关节错缝是指骶髂关节因外力而造成的微小移动，不能自行复位，且引起疼痛和功能障碍。

临床诊断

病史：大多有明显的外伤史，或下腰部椎间盘突出症，日久者可导致骶髂关节的异常；腰、骶髂、髋部扭伤，继而出现疼痛、跛行。

症状：患侧骶髂关节疼痛，可放射至臀部和股外侧部，部分可达小腿外侧；不能弯腰穿鞋袜、坐低凳子；有下肢放电、窜痛感觉。

手诊：可触及双侧骶髂关节不在同一水平线，高低凹凸不平，伴压痛；可触及硬结节，或弥漫肿，或骨棱嵴感，可推动，指下有弹性。

辅助检查：X线检查可见髂骨向上、背侧移位（与对侧相比较），伤侧髂骨更接近中线。

手法治疗

1. 推按松：患者坐在凳子上，身体稍前倾，双手扶双膝，或前方置一凳子，双肘趴在凳子上面。医者双拇指或掌根部贴在患处推、按、揉（图 4-16-1）。

2. 复贴复位法：患者坐位，医者双手拇指复贴在患处，进行八字分拨或推，有麻束样咔嚓音或条索骨棱嵴消失即停（图 4-16-2）。

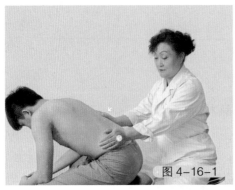

图 4-16-1

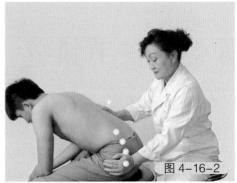

图 4-16-2

3. 盘旋正骨缝：患者仰卧位，医者立于患侧，一手握患踝部，一手置膝关节处，助手双手分别按压在双髂前上棘部，视下肢长度具体情况操作。若患肢较长，骨盆向患侧倾斜，医者将患肢屈髋、屈膝、内收、内旋数次，患肢伸直；

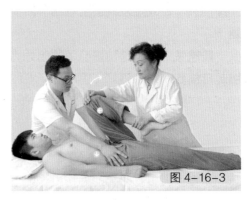

图 4-16-3

若患肢较短，骨盆向健侧倾斜，医者将患肢屈髋、屈膝、外旋数次，髋关节放松后，迅速拖拉踝部（图 4-16-3）。

患肢较短分解动作一（图 4-16-4）。

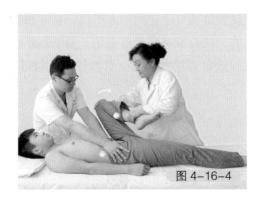

图 4-16-4

患肢较短分解动作二（图 4-16-5）。

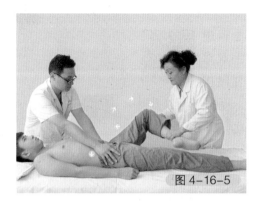

图 4-16-5

患肢较短分解动作三（图 4-16-6）。

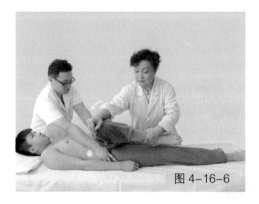

图 4-16-6

患肢较长分解动作一（图 4-16-7）。

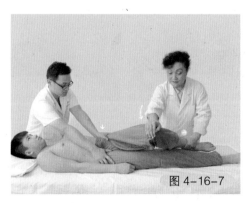

图 4-16-7

患肢较长分解动作二（图4-17-8）。

4. 复贴通顺气血：患者俯卧位，医者双手双掌根部在患处推揉，复贴按压至踝，引血下行，疼痛减轻（图4-16-9，图4-16-10，图4-16-11，图4-16-12）。

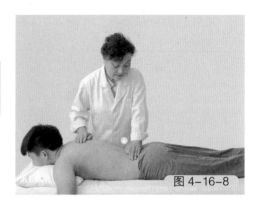
图4-16-8

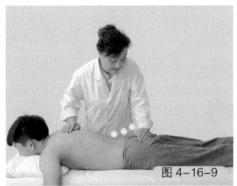
图4-16-9

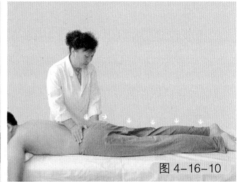
图4-16-10

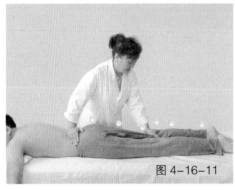
图4-16-11

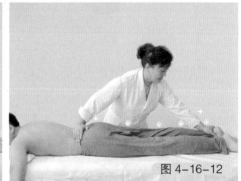
图4-16-12

临床心得

骶髂关节错缝必然伴随着筋的损伤，即"筋出槽"；同样，筋出槽若得不到及时的治疗，它产生的异常应力也往往会引发骶髂关节错缝。所以"骨错缝，筋出槽"在本病中是同时存在的，但有主次，急性损伤往往以"骨错缝"为主，而慢性劳损则以"筋出槽"为主。在治疗中理筋与正骨应结合使用，以期达到

"骨正筋柔，气血以流"的良好生理状态。在临床工作中，我们发现骶髂关节错缝急性发病患者，临床症状较明显，不难诊断；但慢性起病患者，临床表现不典型，容易被误诊为腰椎其他疾病。

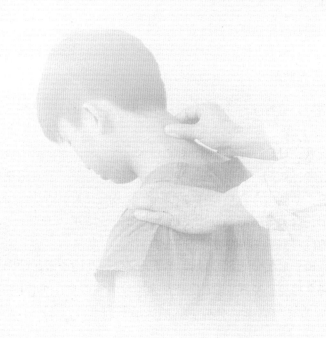

第五章

四肢关节疾病正骨手法

罗氏正骨 肩周炎

　　肩关节由肩胛骨的肩胛盂与肱骨头组成，是人体运动范围最大又最灵活的关节，它可做前屈、后伸、内收外展、内旋、外旋以及环转运动，是最灵活但稳定性较差的一个关节。

　　一个完整的肩关节运动主要由四个关节完成，即盂肱关节、肩锁关节、胸锁关节及肩胛胸壁关节。而肩周炎主要发生在盂肱关节。好发的年龄大致与肩关节产生退行性变的年龄相符。常见于 50 岁左右，甚于发生于 60 岁以后，70 岁以后的女性，以肩部疼痛为主，还有肿胀、关节活动受限、肌肉萎缩等等情况。体质弱者，患代谢性疾病、营养不良、心脏病及更年期综合征者，也易患此病。

临床诊断

　　病史：有轻度外伤或肩部拉伤病史，病程可持续时间较长，最长可达 2 年左右。

　　症状：日轻夜重，影响睡眠。

　　轻者，初期肩关节不适，酸痛，活动不受限；重者出现疼痛逐渐加重，肌肉痉挛，动则出汗。后期疼痛可轻可重，但肩关节活动可引起强烈的疼痛及肌肉痉挛，肩关节各向活动均受限而凝固冻结。

　　体征：肩部周围疼痛、压痛点广泛。

　　手诊：肩关节表面皮肤温度降低；可触及硬条索、硬团块。

　　辅助检查：X 线、CT 检查常无明显骨质改变，可伴随肩关节退行性改变；MRI 可见肩关节内、肩袖、肱二头肌长腱长 T_1、长 T_2 改变，压脂像高信号改变。

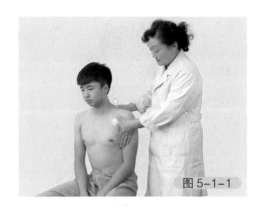

图 5-1-1

手法治疗

手法要求轻柔、均匀，切忌暴力。

1.贴揉：患者端坐位，医者立于患肩后侧方，用单手或双手在肩峰周围轻度贴、揉。疼痛稍缓解后，可持患者肘部轻轻活动，前后环转肩关节（图 5-1-1，图 5-1-2，图 5-1-3）。

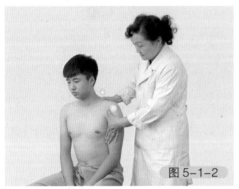

图 5-1-2

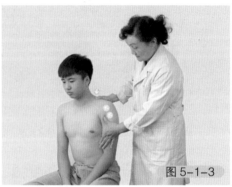

图 5-1-3

2.拨推：患者继端坐位，医者仍立于患侧肩后外侧，单手拇指在肩关节周围拨压推按。尤其是冈下肌中段、肩胛下肌和冈上肌腱附着点（图 5-1-4，图 5-1-5，图 5-1-6，图 5-1-7，图 5-1-8，图 5-1-9）。

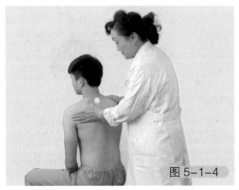

图 5-1-4

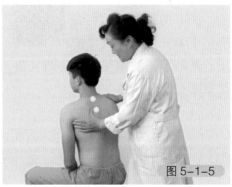

图 5-1-5

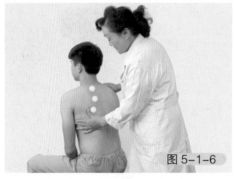

图 5-1-6

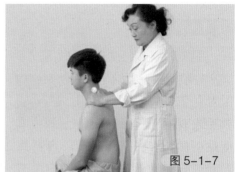

图 5-1-7

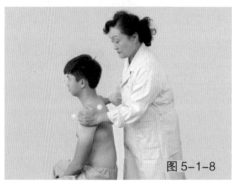

图 5-1-8

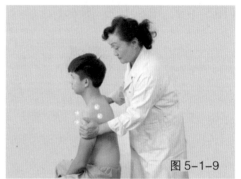

图 5-1-9

3. 提拉：患者端坐位，医者仍立于患侧肩后外侧，双手握肘关节向上提拉肩关节，做上举动作，用以缓解肱二头肌腱的粘连及关节周围的粘连（图5-1-10）。

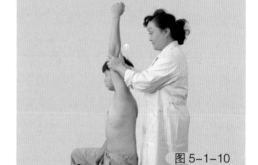

图 5-1-10

4. 捋顺：医患保持原位，医者用掌根复贴在肩部痉挛紧张之肌肉处，按压、复贴至皮肤温热，以疏通气血祛寒凉（图5-1-11）。

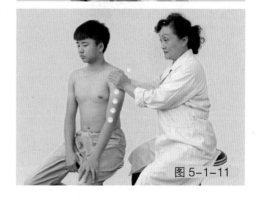

图 5-1-11

临床心得

肩周炎的发展和治疗是缓慢持久的过程，患者的自身锻炼尤为重要，且应养成良好的生活习惯。手法治疗可解除局部经络气血瘀滞状态，滑利关节，使外敷药物通过皮肤吸收，直达病灶，加快组织修复。不同病理分期的肩周炎，手法轻重不同。急性期疼痛症状较重，手法宜轻柔；冰冻期和缓解期以关节障碍为主，运动对解除肩关节粘连和恢复功能有独特效果。肩部主动运动在肩周炎的各个时期都应被重视。

罗氏正骨 肱二头肌腱损伤

　　肱二头肌腱起源于肩胛骨的盂上粗隆，肌腱经肩关节在肱骨结节间沟横韧带形成的纤维管道中通过，内侧为肩胛下肌，外侧上部为冈上肌和喙肱韧带，关节活动时肌腱在沟内滑动。肌腱短头起于喙突，可使肘关节屈曲、前臂旋后，当上肢于外展位屈伸肘关节时，肱二头肌腱长头腱易被损伤，长期运动摩擦，可致慢性肩关节疼痛，活动受限，影响屈曲、外展和内收肩关节。

临床诊断

　　病史： 肩关节急性牵拉史，扭曲，或抬手向高处取物史。

　　症状： 患部肌肉紧张、痉挛，剧痛转钝痛；外展、外旋活动受限。

　　体征： 肩关节外展、外旋活动受限；前臂旋后位伸肘时疼痛加剧。

　　手诊： 肩关节前方有肿胀、局部压痛；肱二头肌腱处有条索在滑动。

　　辅助检查： X线片骨质无异常。

手法治疗

　　1. 复贴：患者端坐，肩关节放松体位，医者立于患侧，双手拇指呈八字形，复贴肩关节前方和外侧，交替推、揉、按、压（图5-2-1）。

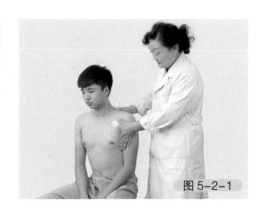

图 5-2-1

2. 拨：患者体位同前，身体稍向健侧倾斜，一助手握肘部或腕部顺势牵引，医者双手拇指八字形，放置在肌腱处，横向拨推滚动的肌腱，当手下感觉略噔的声音消失时，即停止（图5-2-2，图5-2-3，图5-2-4）。

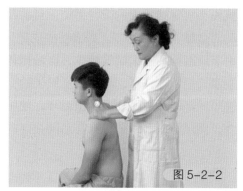

图 5-2-2

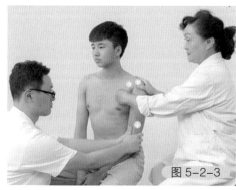

图 5-2-3

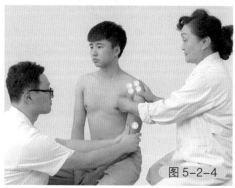

图 5-2-4

3. 通：医者双手掌根或大鱼际肌部在肩关节前方、外侧痛点及周围贴、推、按压至腕部，以疏通气血（图5-2-5，图5-2-6）。

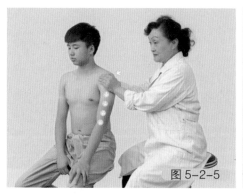

图 5-2-5

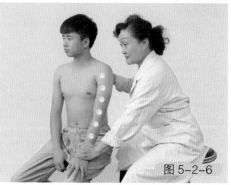

图 5-2-6

■■ 临床心得

　　肱二头肌长头肌腱损伤是一种慢性劳损疾病，是肌腱在结节间沟长期反复的摩擦而致结节间沟的滑膜产生无菌性炎症，随着滑液减少逐步引起肱二头肌长头肌腱的局部的慢性损伤。目前西医学对于这种疾病多采用理疗，如超短波、微波、干扰电等。局部糖皮质类固醇类药物的应用有一定的疗效，但是，由于肌腱部的毛细血管较少，血液循环差，这种药物在局部不易吸收，糖皮质激素长期留存局部，容易引发肌腱的变性，进而引发肌腱的断裂。手法治疗促进了局部的血液循环及淋巴循环，使肌肉的代谢产物乳酸通过血液循环排出体外，能缓解局部疲劳，具有消肿止痛的作用。

罗氏正骨 冈上肌损伤

　　冈上肌是肩部后面深层的一块肌肉，起于肩胛骨，止于肱骨大结节，在肩胛骨冈上窝内。其作用是固定肱骨头，使肩外展，和冈下肌、小圆肌、肩胛下肌共同构成一个连续的带状肌群，为肩部活动力量的集中焦点，直接参与内收、外展、内旋、外旋肱骨，因此，很容易因挤压和摩擦而受伤。

临床诊断

　　病史：有外伤史，或慢性反复发作史。

　　症状：肩关节疼痛不适，上臂沉重、下坠感；肩关节外展活动受限。

　　体征：肩关节过度外展→内收运动过程中疼痛加重。

　　手诊：肩关节疼痛伴冈上肌起点处压痛；冈上肌处触及条束或摩擦捻沙感。

　　辅助检查：X 线片骨质无异常。

手法治疗

　　1. 松：患者端坐，医者坐于患者身后，用单手拇指指腹，沿患侧冈上肌顺滑点压，走行于肱骨大结节（图 5-3-1，图 5-3-2）。

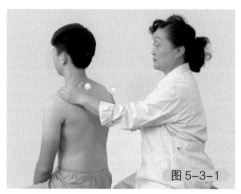

图 5-3-1

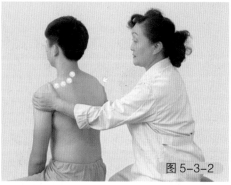

图 5-3-2

反复5~6次后，在冈上肌交接处，用单拇指点压1~2次至该肌肉放松（图5-3-3）。

2. 复贴顺压：患者继续端坐，医者拇指贴压在冈上肌处，触及条索感时，顺肌纤维方向贴压，按至肱骨大结节，连续4~5次，若触觉肌肉仍紧张，可再反复几次手法，用力要均匀柔和（图5-3-4）。

3. 转摇：患者继续端坐，医者立于患肩背后，一手掌根置放于冈上肌处，另一手端起患侧肘关节屈曲，将肩关节向前、向后环转4~5次，用以缓解肩关节气血瘀滞，合骨缝（图5-3-5，图5-3-6，图5-3-7）。

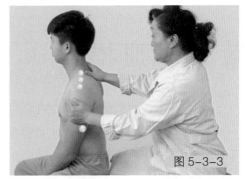

图5-3-3

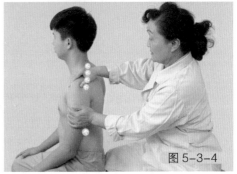

图5-3-4

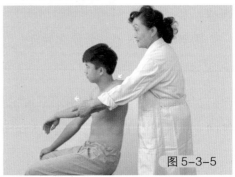

图5-3-5

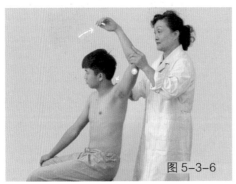

图5-3-6

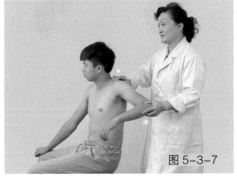

图5-3-7

临床心得

    冈上肌、冈下肌、小圆肌、肩胛下肌损伤的治疗手法大同小异，均可采取此手法按摩治疗。早期治疗一般 2~3 天按摩 1 次，一般经 4~5 次治疗可痊愈。手法治疗后患者当即感到舒适轻松，疼痛消失。

罗氏正骨 肘部扭挫伤

　　肘关节的损伤主要是在碰撞、内扭、跌仆、牵拉等间接外力作用下，肘关节发生了超出正常活动范围的运动时，引起关节内外侧肌肉韧带、肌腱、关节囊的闪扭损伤，只是损伤程度、部位不同。如果肘关节损伤后处理不当，对上肢及关节活动功能影响极大，我们医生的责任，就是选用最好的方法、最及时的治疗，使病人获得关节活动的正常，否则，治疗不当常留有关节强直的后患。

临床诊断

　　病史： 有较明显外伤史。

　　症状： 伤肢关节肿胀，重者见青紫瘀斑。肘关节活动受限，患肘呈半伸直位。

　　体征： 肘关节主动、被动活动均受限，患肘呈半伸直位。

　　手诊： 肘关节前内外侧及后方压痛，触及摩擦音及"吱吱"响声。

　　辅助检查： X线、CT检查常无明显骨质改变，MRI可见肘关节内及周围组织长T1、长T2改变，压脂像高信号改变。

手法治疗

　　1.**捋顺：** 患者坐位，医者与患者对坐，一助手将上臂固定，医者双手掌贴于肘的两侧，自上而下捋顺至腕部，感觉患关节皮肤稍松即止（图5-4-1）。

　　2.**牵、顶、摆：** 患者坐位，一助手固定上臂，医者与患者对坐，医者双手掌对贴置于肘关节前后面，在两人对抗牵拉的同时，置肘后之手，先向左右摆推，继而置肘后方之手向上顶托，手下有声响即停，患者疼痛即减。再屈伸肘关节2次，手法停止（图5-4-2）。

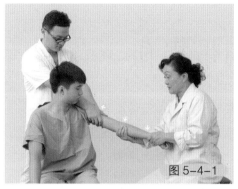

图 5-4-1

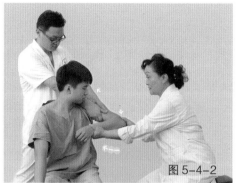

图 5-4-2

3.顺贴：患者坐位，医者与患者对坐，医者双手复贴肘至腕部 3~5 次即可（图 5-4-3）。

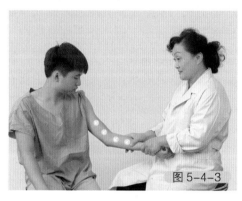

图 5-4-3

临床心得

肘关节扭伤有很多是由于滑膜嵌顿造成，其成因多由传导暴力所引起。当患肢肘关节处于微屈时，突然受到来自肘部内侧的外力及前臂强力旋前外力，使肱尺关节不稳定的因素进一步加大，而发生肱尺关节侧向错移，在杠杆的作用下，同时在关节腔内负压吸引力的作用下，将滑膜吸入肱尺关节后外侧加大的间隙之中，这时患者迅速对抗前臂旋后或旋转外力瞬间中止，被吸入肱尺关节后外侧间隙之中的滑膜未能及时解脱，压迫在肱尺关节后外侧间隙之中受嵌压的滑膜组织血液循环受到一定影响，产生水肿及炎性反应，同时滑膜组织中的神经末梢受到机械压迫及炎性反应的刺激而感到疼痛，并逐渐加剧，受嵌压时间越长，疼痛就越剧烈，进而造成上臂的肱三头肌及前臂旋前圆肌保护性痉挛，导致肘关节功能的完全丧失。诊疗肱尺关节后外侧滑膜嵌顿关键在于明确诊断，一经诊断而施以手法复位，便可迅速治愈，具有简、便、验之特点。造成误诊的主要原因是本病较少见，医生认识不清，经验不足，不够重视，没有进行认真细致的临床检查。临床需与肘部扭挫伤和桡骨小头半脱位等相鉴别。

罗氏正骨 肘关节尺侧副韧带损伤

肘关节为屈戌关节，系上肢的中间关节，其功能是伸展与旋转肘关节。

此症为常见合并伤之一，其损伤主要是在外力作用下，肘关节发生了超出正常活动范围的运动，引起关节内外侧、滑车等软组织损伤。损伤因程度与部位不同，临床表现差异较大。

肘关节前方主要有屈肌。肱二头肌属双关节肌，使前臂有旋后功能；肱桡肌起于肱骨外踝上嵴，止于桡骨茎突，跨越了肘关节，作用是屈肘；肱肌起于肱骨下半部的前侧，止于尺骨结节，其功能是屈肘关节，它是比较少见的具有单一作用的屈肘肌。肘关节后方主要有肱三头肌，它的内侧头和外侧头均起于上臂，长头起于肩胛骨的盂下结节，三块分开的肌腹合于同一肌腱止于鹰嘴突。

肘关节尺、桡侧副韧带像两条缰绳似的从髁上至滑车切迹周围相连结。内、外两侧形成一个"缰绳"的双重保护功能，可防止关节的侧方运动。

临床诊断

病史：多有明显外伤史，如跌倒时手掌撑地。

症状：肘关节内侧肿胀明显，瘀血或瘀斑处皮肤青紫色；肘关节固定在一个位置，主动活动肘关节，屈伸受限。

体征：肘关节压痛明显，外翻时触及肘关节内侧有异常活动或松动。

手诊：肘关节内侧触诊时可因疼痛拒按或触及条索感挡手，或鹰嘴两侧压痛。

辅助检查：X线片提示一般骨质无异常，部分患者可见撕脱骨折。

手法治疗

1. 捋顺：患者坐位面向医者，医者自上而下，捋顺3~5次，缓解患者及皮肤紧张之感（图5-5-1，图5-5-2）。

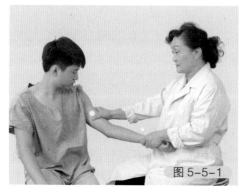
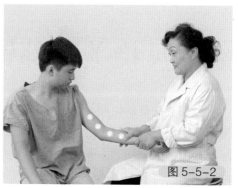

图 5-5-1　　　　　　　　　　　　　图 5-5-2

2. 戳按：医患二人继续前体位，医者一手拇指贴按在内侧肘关节处，其余四指环贴肘关节后方，医者另一手臂握患肢前臂远端，在牵拉状态下，缓缓将肘关节伸直，在持续牵引下，再将肘关节屈曲最小程度，在此过程中，放置内侧关节处之手拇指下有感觉时，即用戳按法，两手协同动作，即可完成尺侧副韧带损伤修复，然后再屈伸肘关节 1~3 次即可（图 5-5-3，图 5-5-4）。

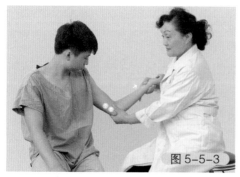
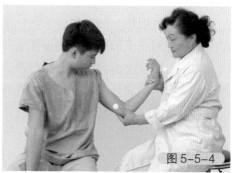

图 5-5-3　　　　　　　　　　　　　图 5-5-4

3. 散瘀：医者用双手环握伤肢，自上而下贴皮肤捋摩，以活血化瘀，瘀不去，日久则硬化，影响关节活动。但手法力度要求极轻，否则增加肘部损伤。

▦ 临床心得

损伤后期如果韧带出现轻度钙化、粘连、形成周围无菌性炎定，手法治疗可对痛点进行点压、揉按、弹拨，与此同时配合患者主动屈伸、旋转运动肘、腕关节，可取得较好效果。

上尺桡关节部错缝

上尺桡关节部由桡骨头的柱状唇与尺骨的桡骨切迹所组成。环状韧带与尺骨的桡骨切迹等共同围成一个纤维骨环,它围绕着桡骨头的柱状唇。该关节下部被方形韧带所加强,桡骨头在纤维骨环中的旋转运动受方形韧带的制约。旋前时,方形韧带的后部纤维紧张,旋后时,方形韧带的前部纤维紧张,桡骨环韧带起自尺骨的桡骨切迹前缘,环绕桡骨小头的4/5,止于尺骨的桡骨切迹后缘。

当桡骨环韧带的约束力降低后,桡骨小头关节面与尺骨桡切迹的接触变松,使桡骨小头环状关节面偏离正常位置,造成骨错缝。

临床诊断

病史:有闪扭、猛力过度旋转的前臂外伤史。

症状:肘关节后侧或外侧可见一球形包块,肿胀。

体征:肱桡关节背外侧,桡骨小头后侧压痛;患肢肘关节呈半屈曲位体前置,不能完全伸直。

辅助检查:X线片有时可见桡骨小头略向后移。

手法治疗

1.顺松:患者端坐位,患肢放松,医生自上而下地顺松,以缓解患肢的紧张(图5-6-1)。

2.牵推:医患二人继续前体位,相对而坐,医生一手拇指放在桡骨小头后外侧,余四指握患肘尺侧与拇指相对用力,另一手握患腕,牵拉至

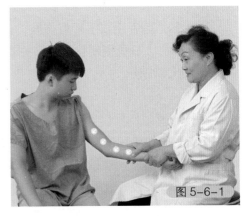

图5-6-1

伸肘位，嘱患者放松的同时，置于患肢肘部的手及掌面猛托顶呈肘关节过伸位，此时拇指用力按压桡骨小头，觉手下有轻微响声时屈伸肘关节1~2次，使尺桡关节贴实（图5-6-2）。

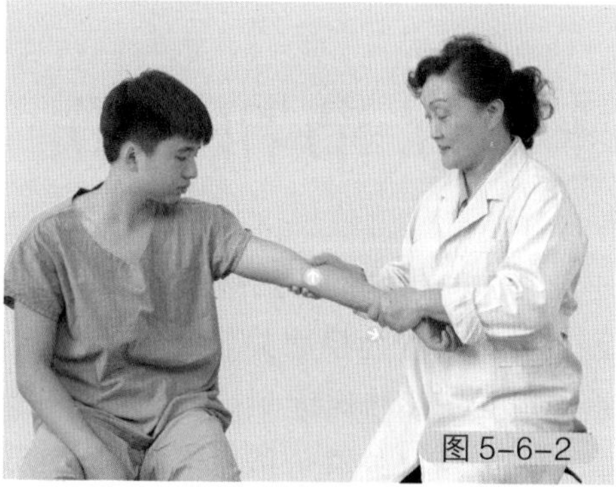

图 5-6-2

临床心得

成人多有明确的外伤史，多为前臂旋前位，手掌着地的传导暴力所致，或为强力牵拉，在前臂旋前、肘关节过伸位时，环状韧带、桡侧副韧带、桡前侧关节囊处于紧张状态，当受外力时，肱二头肌猛烈收缩，可以造成环状韧带、桡侧副韧带、桡侧关节囊撕裂或松弛，此类患者常被误诊为肘部软组织损伤，但分析外界暴力方向及前臂撑地角度，且伴随前臂旋转活动受限、肘部疼痛、桡骨小头部有压痛，可诊断为上尺桡关节部错缝。采取常用的旋后屈肘法复位，部分患者可当下即觉疼痛减轻和肘部活动正常。

罗氏正骨 腕关节扭挫伤

　　腕关节是人们生活中赖以依靠的一个重要活动关节。桡骨下端与近排腕骨间的关节，称为桡腕关节。但是从手的功能来看，腕关节实际包括桡腕关节、腕骨间关节及桡尺远侧关节，它们在运动上是统一又相关联的。关节运动包括背伸、掌屈、外展（桡屈）、内收（尺屈）四种动作。桡腕关节的运动较腕骨间的运动多。

临床诊断

　　病史：大多有跌仆、闪扭、用力过猛之外伤史。

　　症状：腕部自觉酸痛，持物无力；腕、指部呈现一定的特殊位置。腕关节掌背侧轻度肿胀，可有瘀斑。

　　体征：腕关节酸胀疼痛无力、活动受限；桡腕关节或近排腕骨压痛。

　　手诊：可触及骨棱嵴或环转腕部有摩擦感。

　　辅助检查：X线片无骨折与腕脱位征象。

手法治疗

　　1. 复贴：患者坐位，医者与患者对坐，双手握住腕关节自腕上20cm 处向下至掌部复贴（图 5-7-1，图 5-7-2）。

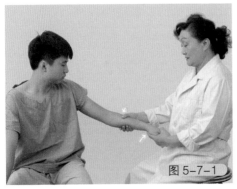

图 5-7-1

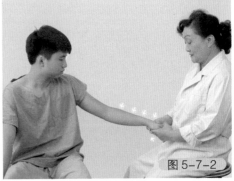

图 5-7-2

2.牵拉转腕：患者坐位，医者一手握在桡腕关节掌背处，另一手握在尺侧部，拇指在上，余四指在下，缓缓牵腕至掌屈位，左右摇晃腕部，手下有响声即可（图5-7-3，图5-7-4，图5-7-5，图5-7-6）。

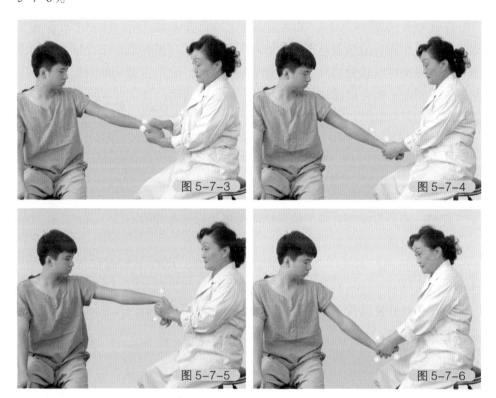

图5-7-3　　图5-7-4

图5-7-5　　图5-7-6

临床心得

受伤初期因局部疼痛和肿胀较明显，故施手法时宜轻柔且时间不宜过长。待腕部疼痛、肿胀缓解后施手法力量适当加大，活动幅度逐渐加大以解除挛缩、松解粘连，改善关节活动，但仍要注意力量适度，以防再度损伤。嘱患者手法治疗期间适当减少腕部活动，注意局部保暖，避免寒冷刺激。

罗氏正骨 下尺桡关节损伤

下尺桡关节呈"L"形。其垂直部位于桡尺骨下端之间，横部在尺骨头下端与关节盘之间，由桡骨远端尺侧缘和尺骨小头关节面构成。下尺桡关节的稳定主要靠三角纤维软骨与尺桡掌、背侧韧带维持。它的主要功能为旋前、旋后运动。正常时，桡骨能围绕尺骨做150°位旋转运动。

临床诊断

病史：腕关节的旋转、跌仆、外力损伤。

症状：腕关节疼痛肿胀，旋转活动受限，可伴有弹响。

体征：尺桡关节压痛明显。

手诊：伤侧尺骨小头下陷，腕部横经变宽，尺桡关节有漂浮感或沙沙作响。

辅助检查：X线片正位片显示尺桡远端间隙增宽，侧位片显示尺骨小头有前后轻度移位。

手法治疗

1. **贴按**：患者坐位，伤肢前臂伸平，掌心向下，医者与患者对坐，双手拇指与余四指将腕部上下对握，稍加复贴、按捋（图5-8-1）。

2. **环转归挤**：患者坐位，医者与之对坐，一手拇食二指捏住桡骨远端，另一手拇指按压在尺骨小头背面，双手余四指半屈曲位顶压住尺骨小头掌侧。此时协同动作向内、外侧方向环转腕关节，拇指将尺骨小头向桡侧，或在背侧横推归挤靠拢，待手下有响声过后，无浮动感，患者自觉症状大减轻（图5-8-2，图5-8-3，图5-8-4）。

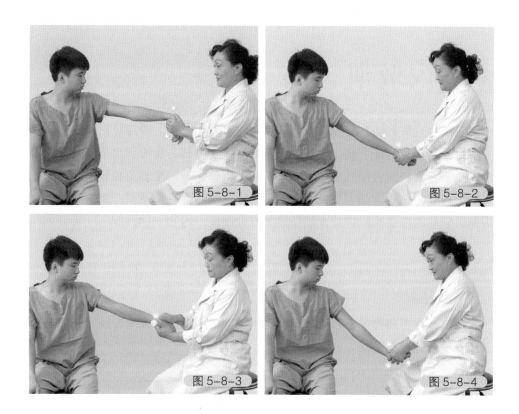

图 5-8-1　　　　　　　　　　　图 5-8-2

图 5-8-3　　　　　　　　　　　图 5-8-4

临床心得

　　本疗法可结合外敷骨伤科中药分期治疗、分部位用药，初期肿痛明显时在筋伤处外敷接骨续筋类药物，周围软组织敷以消肿止痛散，以行气活血、清热消瘀、退肿止痛，目的在于改善断端气血运行，促进瘀血吸收，符合"通则不痛"原则。中后期肿痛瘀血已消，于筋伤处外敷接骨续筋类药物，也可使用止痛壮骨类药物，适当加以促进瘢痕组织生长之品，使其气血健运，筋强骨健，促进筋伤愈合。

罗氏正骨 股内收肌拉伤

股内收肌群包括耻骨肌、长收肌、短收肌、大收肌、股薄肌。

耻骨肌起于耻骨上肢，止于股骨粗线内侧唇上部。长收肌起于坐骨结节附近，止于股骨粗线内侧唇中部。短收肌起于坐骨结节，坐骨支和耻骨下支，止于股骨粗线内侧唇上 2/3 及股骨内上踝。股薄肌起于耻骨下支，止于肱骨上端内侧。它们的主要功能是使大腿在髋关节处屈曲、内收、稍外旋。

临床诊断

病史：有横向劈叉、盘坐压腿、跨木马、大腿前踢牵拉史，或骑马使大腿过度外展史，发病急骤。

症状：大腿内侧疼痛明显。

体征：下肢内收抗阻力活动检查疼痛加重。

手诊：触摸伤部，股内收肌发紧，呈一条绳状，钝厚，有弹性，或触及条束状感。

辅助检查：X 线片无骨折与腕脱位征象。

手法治疗

1.复贴：患者仰卧位，双下肢外展位，一助手双手固定髂前上棘处，医者立于患侧，双手掌面捧拢患肢，自腹股沟沟下方至膝部顺、滑、复贴。贴内收肌之手稍加用力，此法先使肌肉放松（图5-9-1，图5-9-2）。

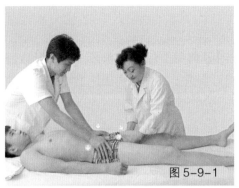
图 5-9-1

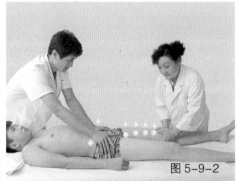
图 5-9-2

2.推拨：患者仰卧位，医者拇指沿内收肌周围痛点，横向推拨按几次，继改用复贴法，反复数次至疼痛缓解（图 5-9-3，图 5-9-4）。

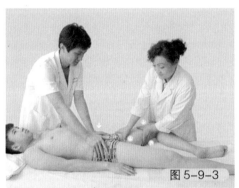
图 5-9-3

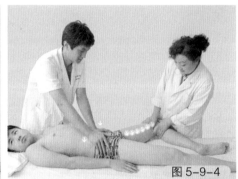
图 5-9-4

3.贴按：患者继续前体位，医者立于患侧，手掌根贴放在大腿根部，左右手交替，自上而下贴按，反复数次，以通血脉（图 5-9-5，图 5-9-6）。

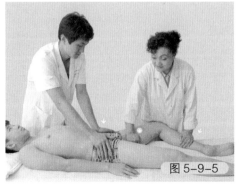
图 5-9-5

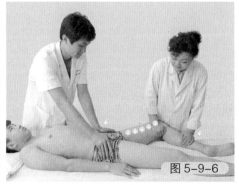
图 5-9-6

治疗心得

反复 2~3 次手法治疗后，症状即能明显消失。治疗 3~4 天，嘱患者四肢不做外展、踢球、跳皮筋动作，1 周内即可痊愈。如配合内服活血止痛药，疗效更佳。

股四头肌损伤

股四头肌有四个头，分别由股直肌、股内侧肌、股外侧肌及股中间肌构成，到下部互相融合成一坚强的股四头肌腱，包绕髌骨，经下延伸成为髌韧带，止于股骨粗隆。

股四头收缩时，有使大腿在膝关节处伸、牵拉股骨向前，维持人体直立姿势的远固定机能。

伸膝位股四头肌整体收缩时，有使小腿在膝关节处伸的近固定机能。

屈膝位股直肌收缩时，有使大腿在髋关节处屈的近固定机能。股直肌是跨越髋关节的唯一四头肌，伸膝作用强于屈髋作用。

临床诊断

病史：由于负重、深蹲起、跑、踢，突然猛伸小腿的运动造成的损伤。

症状：大腿前侧疼痛较明显，伸膝时活动受限。

体征：部分患者大腿前侧可肿胀；伤肢膝关节半屈曲位站立，前足掌底着地。

手诊：大腿前面，髌骨缘上、内、外侧可能有压痛，日久可触及钝厚发硬之物；股四头肌压痛，可触及粗条束状隆起，横向推动时有响声。

辅助检查：X线片未见骨质异常。

手法治疗

1. 复贴：患者仰卧位，医者立于患侧，双手掌面复贴在大腿部，自上而下至膝关节两侧，顺、捋数次（图5-10-1，图5-10-2）。

2. 分筋：医患继续前体位，一助手双手固定髂前上棘处，另一助手双手握踝上，二人相对抗牵拉，在牵拉过程中，下肢内旋至外旋，同时医者双手拇指置于条索部，进行分拨按压，手下的咕噜感减弱或消失时，嘱握踝上之助手，将膝、髋关节屈曲、伸直活动数次即可（图5-10-3）。

3.捋顺：医患二人继续前体位，医者双手捧拢大腿部，捋顺气血。此法可缓解因气血不通导致的疼痛（图5-10-4）。

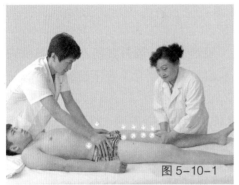

图5-10-1

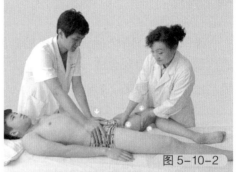

图5-10-2

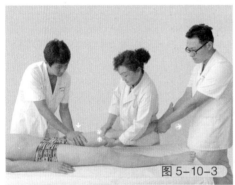

图5-10-3

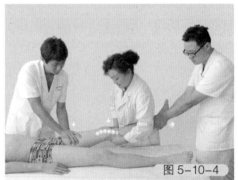

图5-10-4

临床心得

初期肿胀疼痛严重，一般不在损伤局部用手法，应在损伤周围用双拇指推散瘀血，配合口服活血止痛药和外用洗药，以散瘀、活血、消炎、止痛。在急性闭合性软组织损伤方面，如果排除骨折后，可行手法治疗，但是手法的力度和作用方向是关键。早期迅速解决问题可以减少其发展成慢性劳损的几率，也可以使患者尽早恢复正常生活。

罗氏正骨 膝关节交叉韧带损伤

　　膝关节前交叉韧带起于胫骨上端棘关节面髁间前区的内侧及外侧半月板前角，向上后外呈扇形，止于胫骨外侧髁内侧面的后部。膝关节完全伸直时，前交叉韧带为髁间切迹前外侧部的补充切迹所容纳，它可防止膝关节过度内外旋及过伸运动。

　　膝关节后交叉韧带附着于胫骨内、外髁关节面之间的后方，延伸至胫骨上端的后面，后交叉韧带向上前内，在前交叉韧带的后内侧，止于股骨内侧髁外侧面的后部，其附着点呈半圆弧状，平行于股骨髁关节的下缘。后交叉韧带较前交叉韧带大而短直，中部较窄。

　　膝关节交叉韧带在维持膝关节各个方位的稳定性上起着制约作用。后交叉韧带可防止膝关节过度伸直与限制旋转及限制侧方运动。

　　临床中，前交叉韧带损伤多于后交叉韧带，常是复合损伤的一部分。

临床诊断

　　病史：多有暴力损伤或扭摔滑倒伤。

　　症状：伤后即痛，呈弥漫性胀痛，膝关节撕裂样剧痛，关节功能障碍。

　　体征：膝关节呈半屈曲位伤肢外展体态，抽屉试验阳性。

　　手诊：膝关节周围广泛肿胀，触诊皮肤有张力，伤肢皮肤温度高于另一侧。

　　辅助检查：X线片未见骨折与脱位。

手法治疗

此种损伤要因势治疗，切不可鲁莽行事，要配合外固定。

1. 复贴捋顺：患者仰卧，医者双手捧住膝关节前内外侧，轻柔缓慢地向下滑行，力度只达皮下（图 5-11-1，图 5-11-2）。

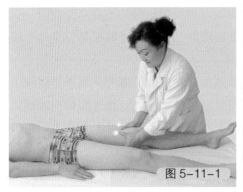

图 5-11-1

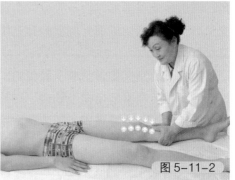

图 5-11-2

2. 屈膝按揩：患者仰卧。医者站立伤肢侧，一手握踝部，另一手拇指按压在损伤部位间隙处。握踝部之手在小腿微屈曲的情况下，根据伤痛点的部位决定内收 / 外展或内收 / 外旋，拇指与另一手协同动作，按压在关节缝处，让隆起的地方变平复。一般手下按压时有"吱吱"声或滑动感，或轻微响声（图 5-11-3，图 5-11-4）。

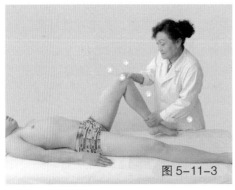

图 5-11-3

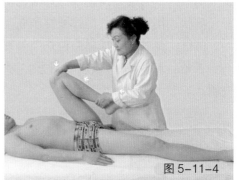

图 5-11-4

3. 捏抓提颤

①患者仰卧位，医生双手沿髌骨的上缘及下缘对抓捏髌骨向上轻提 2~3 次（图 5-11-5，图 5-11-6，图 5-11-7，图 5-11-8）。

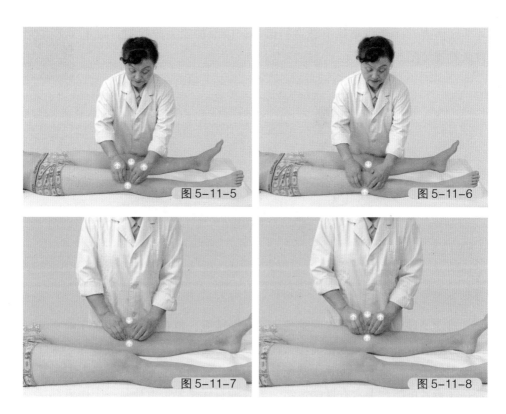

图 5-11-5

图 5-11-6

图 5-11-7

图 5-11-8

②医者一手掌按在髌骨处，顺逆时针旋转各 3~5 次（图 5-11-9，图 5-11-10）。

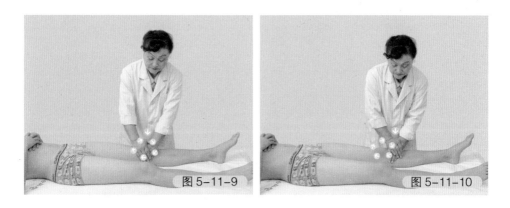

图 5-11-9

图 5-11-10

③医者双手牵拉整体下肢进行颤抖，以增加膝关节间隙，防止日久粘连（图 5-11-11 ）。

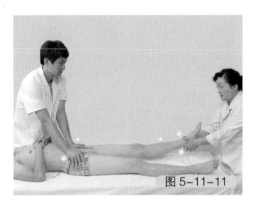

图 5-11-11

临床心得

对交叉韧带损伤，要先明确患者的诊断情况，再对症治疗。对于前交叉韧带部分断裂或是老人和儿童前交叉韧带完全断裂的情况，能够进行保守治疗的尽量不做手术。原因：①手术费用毕竟不菲。②如果手术的话，患者要承受痛苦。③患者可能对手术有抵触情绪。最终的目标是要争取让每一个患者都接受最合适的治疗，获得最好的效果。

罗氏正骨 膝关节内侧副韧带损伤

膝关节为人体中最大的最复杂的关节，主要为屈戌关节，关节的连接主要靠韧带维持。由于膝关节位于下肢的中部，承受着较大的力，易引起损伤。亦有"膝为筋之府"之说。

膝关节的前面为髌骨固定装置所覆盖，主要由股四头肌的腱性扩张构成，使股四头肌及髌骨与周围的筋膜牢固结合，股四头肌腱、髌骨及髌韧带全体组成膝关节伸膝装置。

膝关节内侧副韧带呈扁宽三角形，基底向前，分为浅深二层，二者密切结合无间隙。深层起于股骨内上髁，止于胫骨干内面和关节边缘，内面与内侧半月板紧密相连。浅层较长，起于股骨内上髁顶部的收肌结节附近，止于胫骨内侧髁后缘，并附着于内侧半月板后缘，膝关节伸直时，浅韧带向前并紧张，屈曲时向后并松弛，保持关节稳定和调节活动的功能，其紧张度随关节位置的不同而改变。

当膝关节微屈于 30°~50° 位时，小腿突然外展外旋，或者膝关节外侧受到直接暴力，使膝关节外翻，可造成膝关节内侧副韧带损伤。滑冰、内旋、外旋动作特别容易引起内侧副韧带自股骨附着点撕裂。

临床诊断

病史：膝关节突然受到外界暴力损伤。

症状：膝关节疼痛，活动时疼痛加重。

手诊：膝关节内侧可触条索或撕裂感，压痛明显。

体征：患肢膝关节固定，呈半屈曲位 135° 左右；压痛点固定，大部分在股骨内上踝部；小腿的侧方活动度加大。

辅助检查：膝关节正位 X 片部分可见内侧间隙较外侧间隙大；MRI 可明确诊断。

手法治疗

1. **捋顺**：患者仰卧于床上，医者立于患肢处，双手捧拢伤肢，自上而下顺滑至小腿外，重复手法至患肢可放松（图 5-12-1）。

2. **屈伸**：患者坐位，医者一手拇指置于撕裂部，另一手握踝上，将伤肢膝关节被动屈伸，手下有响声即停止，轻微之错位即矫正（图 5-12-2，图 5-12-3，图 5-12-4）。

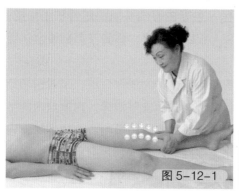
图 5-12-1

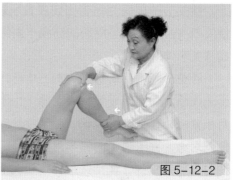
图 5-12-2

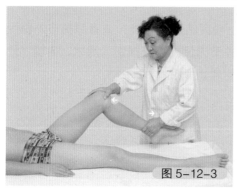
图 5-12-3

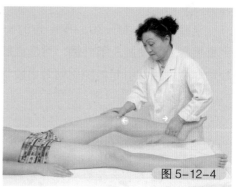
图 5-12-4

3. **分拨**：患者坐位，一助手牵引踝上，另一助手固定大腿处，医者双手拇指置于伤部，左右先分拨后，上下复贴，手下无响声或局部可放松，膝可伸直，手法即停止（图 5-12-5，图 5-12-6，图 5-12-7，图 5-12-8）。

注意：膝关节的手法要轻柔，忌用重力或暴力。

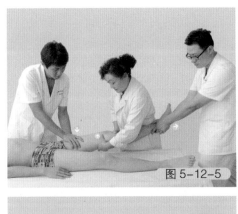
图 5-12-5

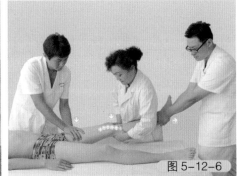
图 5-12-6

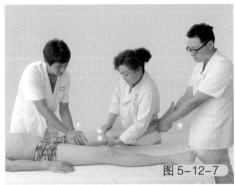
图 5-12-7

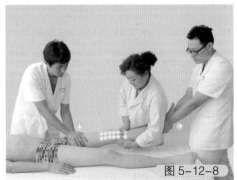
图 5-12-8

临床心得

中医学将膝关节内侧副韧带损伤归属于"膝骨缝伤筋"范畴，历代文献多以"筋断"等命名，认为其病机为邪气留着于关节，经脉受阻，加之随着年龄的增加，外加筋断筋伤，以致筋脉失养、湿阻筋络，发为本病。膝内侧副韧带损伤的主症为膝痛和膝功能活动受限，西医学认为其病理改变主要是组织纤维撕裂、出血，继而出现无菌性炎症。当炎症消失，组织在修复的过程中，如副韧带与股骨内上髁、胫骨内侧髁或胫骨外侧髁形成瘢痕、粘连，一方面降低了局部韧带的弹性，不能自由滑动而影响膝关节功能，产生疼痛。另一方面活动时韧带因瘢痕或粘连的牵制滑动而受到影响。采用理缝伤筋手法进行治疗，舒筋通络，并通过经络的作用，内调脏腑，加强肝肾的功能，外调病变部位经过的经脉，改善膝关节的微循环和供氧状况，促进局部炎症物质的吸收，从而缓解疼痛，恢复关节功能。

罗氏正骨 膝关节半月板损伤

膝关节半月板为半月形的纤维软骨盘，比较脆弱，但可抵抗压迫，外缘肥厚，与关节囊相连。

内侧半月板较大，呈C形或半圆形，其两端距离较远，前角薄而尖，前窄后宽，近缘肥厚，越接近中央凹缘越变薄。

外侧半月板几乎为圆形，较内侧半月板小而略厚。

半月板是稳定膝关节的复杂结构中不可缺少的部分，有着保护、填充、制动、调节压力、润滑、弹弯限制等作用。

当股骨骤然内旋和膝关节屈位伸直的过程中，内旋时内侧半月板向关节中心移动，半月板的中部边缘附着部分可发生撕裂。

外侧半月板比较灵活，肱骨外上髁负重较大，故外侧半月板所受的压力亦大，股骨外上髁做前后活动及旋转时，亦造成破裂。

临床诊断

病史：有外伤史，受伤时自觉膝内有撕裂的响声。

症状：伤后膝关节疼痛、肿胀、活动受限，行走跛行。

体征：当膝关节过伸、过屈，被动内收、外展时，产生疼痛；压痛点较明确，在膝关节内侧或外侧关节间隙部位；膝关节肿胀（积血／积液）；麦氏征检查阳性；病程久者，往往合并髌下脂肪垫或滑膜肥厚。

辅助检查：MRI可明确诊断。

手法治疗

1. 捧拢复贴：患者仰卧，医者立于伤侧，双手捧拢伤膝部，自上而下，缓缓用力，下滑数次（图5-13-1）。

2. 屈伸按压法：患者继续仰卧

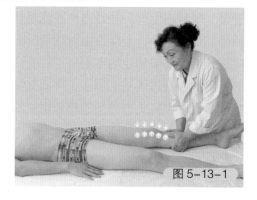

图5-13-1

位，医者立于伤侧，一手拇指按在痛点，一助手双手握踝部，小腿外展、内收姿势下，顺势牵引的同时，做屈膝然后伸直的连贯动作，医者拇指向内侧按压，当指下自觉有响声后停止手法（图 5-13-2，图 5-13-3，图 5-13-4）。

3. 分推按压：患者仰卧，医者立于伤侧，双手拇指与余四指环握膝关节内外侧，按压复贴，至膝部微温热，手法柔和用力（图 5-13-5）。

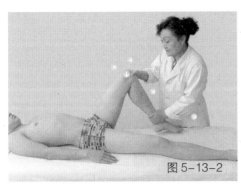
图 5-13-2

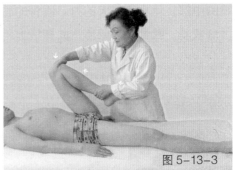
图 5-13-3

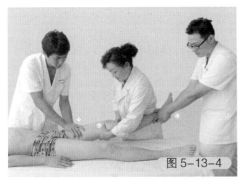
图 5-13-4

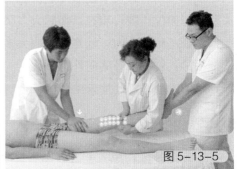
图 5-13-5

临床心得

半月板损伤后能否愈合的问题一直困扰着骨科临床工作者，成为至今未能解决的技术难题。在过去学者们认为影响膝关节半月板愈合的重要因素为半月板本身无血液供应，无法完成自我修复和细胞增殖或者为细胞增殖提供良好的生存微环境，但是目前有学者研究发现膝关节半月板有少量的血管供应，这为半月板损伤后的愈合提供了理论依据。

罗氏正骨 膝关节错缝

膝关节是身体中最大、最复杂的关节，主要为屈戌关节，但在膝关节屈曲时，也能做轻度旋转与磨动。在膝关节屈曲或半屈曲时，可以沿纵轴做一定旋转。膝关节的主要功能为负重，传递载荷，但不如髋关节活动灵活。它位于下肢的中部，承受着较大的力。髌骨的后关节软骨面相当厚，但厚薄不一，股骨下端较厚，胫骨上端较薄，此种情形，也是造成此症损伤的原因之一。

临床诊断

病史： 运动外力损伤史。不协调的膝关节运动或跳跃伤。膝关节扭伤或滑冰摔倒。

症状： 伤后膝关节剧烈疼痛。膝关节固定在一个缓痛位置，活动受限。膝关节半屈曲位，跛行步态。伤后大多膝关节无肿胀。

体征： 膝关节内、外侧膝眼或大多外侧压痛，亦可有膝关节后侧压痛者。

手诊： 触及髌骨略向外侧偏移。

辅助检查： X线片未见明显骨折与脱位。

手法治疗

1. 捏拿按摩：患者仰卧，医者立于伤肢侧，手掌复贴膝关节两侧，继而膝关节前侧改用捏拿按摩，捋顺髌骨膝关节周围，使膝关节及肌肉放松（图5-14-1，图5-14-2）。

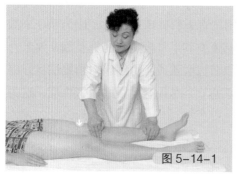

图5-14-1

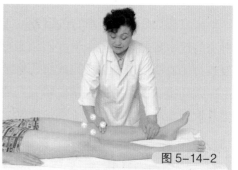

图5-14-2

2.屈伸按托：患者仰卧，医者双手拇指顶在患肢双侧膝眼处，余四指托端住膝关节后侧。一助手握踝上，将下肢进行缓慢牵拉至伸直位稳住，医者双手拇指向下压数次后，助手再将膝关节缓慢屈曲，医者托膝关节的四指向上加力端托。一压一托数次至手下有感觉时即错缝得以纠正，停止手法（图 5-14-3，图 5-14-4，图 5-14-5，图 5-14-6）。

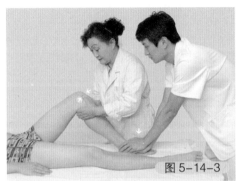
图 5-14-3

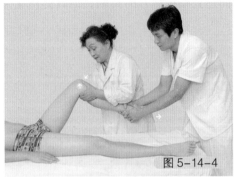
图 5-14-4

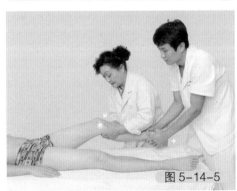
图 5-14-5

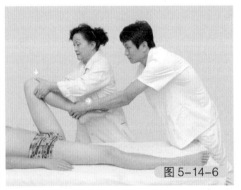
图 5-14-6

3.捋顺：患者仰卧，医者双手捧住膝关节，自上而下至小腿捋顺，以活血通脉（图 5-16-7）。

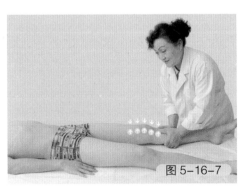
图 5-16-7

145

临床心得

通过临床疗效我们推测可能是手法复位后把交锁的半月板完全复位，使得损伤的半月板达到完全对位，为肉芽组织或者血性物渗出或纤维细胞渗入提供良好的环境，有可能是上述细胞在损伤部位进行增殖替代损伤的软骨细胞，从而达到临床愈合的目的，但具体机制需要进一步研究。

罗氏正骨 踝关节扭伤

踝关节是一个解剖结构极其复杂、周围有诸多坚强韧带连接的，并有一定活动度的关节。

足的内、外翻并非发生于踝关节，实际上最多发生于跟距关节，距下关节轴线与足的中线（经过第1-2趾间隙）所呈角度16°，与足底平面所呈角度42°。

负重量大，也就造成了踝部损伤种类繁多。踝关节扭伤是常见伤病之一，它可发生在任何年龄，多因前行、跑步、上下坡与楼梯踩空等，不慎失足，出现损伤。

临床诊断

病史：运动损伤、跛行或单足着地。

症状：踝关节疼痛并功能活动受限。

体征：踝关节及周围肿胀，急性损伤皮肤温度稍高，疼痛、可伴有青紫瘀血。损伤局部压痛，触及条束结节或摩擦感。

手诊：部分陈旧损伤患者可看见足踝外翻畸形，触及硬、粗条索感。

辅助检查：X线片无骨折线。

手法治疗

1.捧拢复贴：患者仰卧，医者面对患足站立，双手掌捧拢小腿，紧贴皮肤自上而下，顺滑至足尖部，用力轻柔，5~7次（图5-15-1）。

2.牵拉推按：患者仰卧，一助手双手固定小腿上1/3处，医者一手托握足跟部，另一手握足前部，与助手

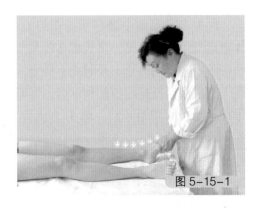

图5-15-1

147

做跖伸、背屈对抗牵拉几次后，医者一手拇指置于压痛点（病点）部位，快速推按，同时另一手扶足尖部，做内翻、外翻动作。触及响声后，手法即停止。手法要求快而巧妙，忌暴力（图5-12-2）。

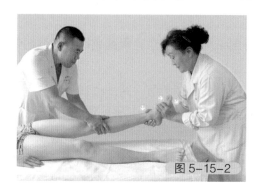

图 5-15-2

3. 捧拢归挤：患者仰卧，医者双手自小腿部向下捧拢的同时，拇指与余四指稍加力对挤，以疏通气血数次，手法结束（图5-15-3）。

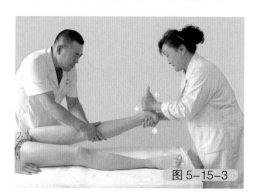

图 5-15-3

临床心得

踝关节是运动中最容易受伤的关节之一，踝关节韧带损伤在日常生活和体育运动中非常多见，发病率在各关节韧带损伤中占首位，其中以外侧韧带损伤最多。若早期治疗不及时或不恰当，往往使病程迁延，导致踝关节松弛或僵硬，造成以后反复的扭伤和疼痛，继而发生创伤性骨关节炎等。轻度踝关节韧带损伤，经常规治疗后一般3~5天即可痊愈。但对于中、重度踝关节韧带损伤，除常规治疗外，还需一些特殊治疗。譬如：由于韧带损伤后，踝关节稳定性较薄弱，用弹力绷带以逆受伤机制方向的外固定加强，有利于损伤组织的早期恢复。

罗氏正骨 踝关节错缝

踝关节由胫骨下端、腓骨下端和距骨组成。胫骨下端肥大形成四面，内侧面向下，形成一个坚强的钝锥状突成为内踝。腓骨的重要性虽不如胫骨，但其下端向下形成外踝，是构成踝关节不可缺少的部分，其平面低于内踝1cm处呈锥形。腓骨下端骨骺线呈波浪状，胫腓骨下端骨骺不在一平面上。距骨分为三部分，即距骨体，距骨颈，距骨头，距骨体前宽后突。踝关节除可背伸、跖屈外，还可在跖屈时有轻度的旋转、内收、外展及侧方运动。

临床诊断

病史：不慎失足跌落、高处跳下后出现踝关节疼痛，跛行。

症状：局部肿胀、疼痛、活动受限。

体征：踝关节可有外翻畸形，或踝关节横径增宽。踝关节被动活动有响声。

辅助检查：X线片无骨折，有时可见踝关节间隙不等现象。

手法治疗

1. 捧拢复贴：患者仰卧，医者面对伤肢站立，双手捧拢伤肢小腿下 1/3 处，自上而下，捋顺至足尖部，视皮肤稍松即可（图 5-16-1，图 5-16-2）。

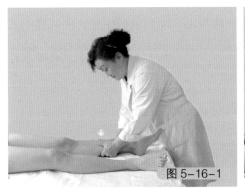
图 5-16-1

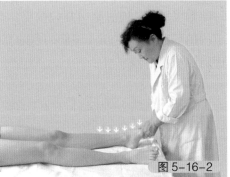
图 5-16-2

2. 牵踝屈伸拽拉法：
患者仰卧，一助手握小腿上 1/3 处，医者一手掌托患足跟部，另一手握患侧足跖部（足背）与助手做对抗牵引中，做踝关节背伸、跖屈、摇转动作，力量从小到大，觉踝关节稍松动时，握足跖部之手猛拽一下，听到响声即示错位整复，手法停止。拽法整复使用不能超过 3 次（图 5-16-3，图 5-16-4，图 5-16-5）。

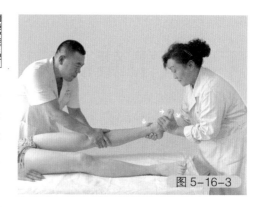

图 5-16-3

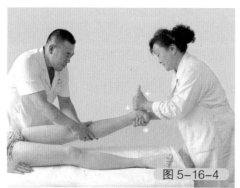

图 5-16-4

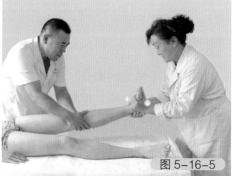

图 5-16-5

临床心得

踝关节错缝多因外力引起，中医学认为筋的损伤可使骨连接处于交锁错位状态，因此引起踝关节面的微细错动，对合不良。骨伤治疗中"筋骨并重"这一原则很重要，通过牵引复位按压，有效地纠正了踝关节的错缝，使嵌顿于关节内的筋膜得以复原。理筋的目的在于使"出槽"的韧带、筋脉复位，减轻疼痛。

跟骰关节错缝

跟骰关节由跟骨前部的凸形关节面与骰骨后部的凹形关节面相连而成。

腓骨长肌腱在它的下面是一个重要支撑结构，另有跖长、跖短韧带在功能上与其统一。跟骰关节错缝在临床上常见，易与踝关节扭伤混淆，要注意区别。

临床诊断

病史：多有堕落、摔伤、上下楼梯足失稳之外伤史。多见于青壮年、学生及运动员。常因足跟部着地足背外侧肿、痛前来就诊。

症状：肿胀、疼痛在足背外侧跟骰关节，可见一圆形肿胀包块，边界清楚。

被动足内翻、内旋活动疼痛加重。

手诊：跟骰关节处按之压痛明显，有张力感，触及摩擦感，活动受限。

辅助检查：X线片无骨折。

手法治疗

屈伸摇晃推按：患者仰卧，一助手握小腿上 1/3 处，医者一手握足前部，另一手拇指贴按在骰骨处，稍加力下压，与另一手交替配合用力，同时握前足之手可稍加足背伸摇转动作，待手下有弹响声即停止手法（图 5-17-1，图 5-17-2，图 5-17-3）。

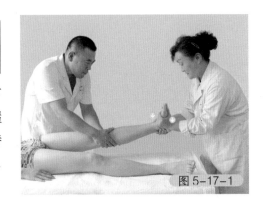

图 5-17-1

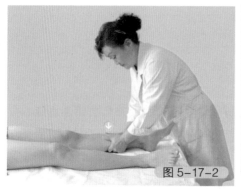
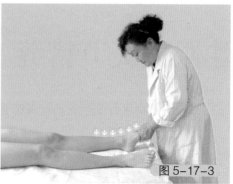

图 5-17-2　　　　　　　　　　　图 5-17-3

临床心得

　　当足踝突然内翻或外翻牵拉过度，超出了关节活动的生理范围，可能发生踝关节、跟距关节、跟骰关节的错缝，以及肌腱、韧带的拉伤，伴有局部毛细血管的破裂。发生扭伤时，应当尽早治疗，以减轻疼痛、肿胀和炎症。罗氏手法对此病的治疗目的有二个，一是运用复位法使踝部各小关节的骨头回到原来位置；二是运用分、理、顺的手法让出槽的肌腱、韧带、神经回归原位。